나의 정신과
건강은
안녕하십니까?

조명현 지음

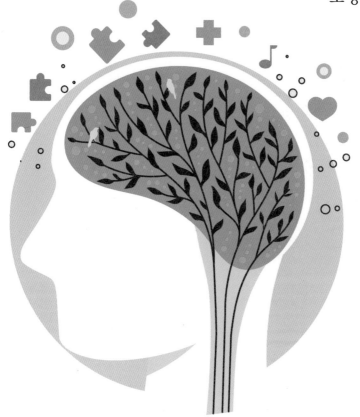

청어

나의 정신과 건강은 안녕하십니까?

조명현 지음

발행처·도서출판 **청어**
발행인·이영철
영 업·이동호
홍 보·천성래
기 획·남기환
편 집·방세화
디자인·이수빈 | 김영은
제작이사·공병한
인 쇄·두리터

등 록·1999년 5월 3일
(제321-3210000251001999000063호)

1판 1쇄 발행·2021년 3월 30일

주소·서울특별시 서초구 남부순환로364길 8-15 동일빌딩 2층
대표전화·02-586-0477
팩시밀리·0303-0942-0478
홈페이지·www.chungeobook.com
E-mail·ppi20@hanmail.net
ISBN·979-11-5860-932-0 (03510)

나의 정신과
건강은
안녕하십니까?

조명현 지음

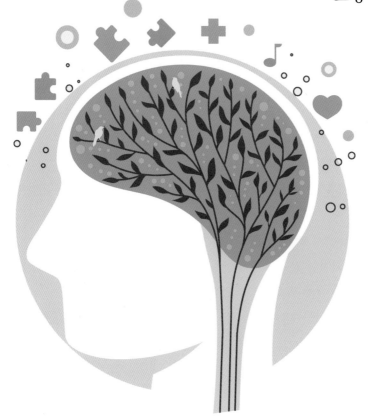

저자의 말

♠ 나는 건강(健康)하십니까?

◎ 어느 날 갑자기 허리를 삐끗했다. 그 자리에 주저앉고 말았다. 늘 건강하다고 생각했는데 일어나기조차 힘들었다. 세수를 하려는데 허리가 굽혀지지 않았다. 양말을 신는 것도 기침만 해도 결리고 아팠다. 앉았다 일어나는 일이 이렇게 힘들 줄이야. 누군가가 관절이나 허리에 좋다고

◎ '똥 술'을 먹어보라고 하는 사람도 있었습니다.

◎ 똥 술

◎ 인분(人糞⇨(사람 인), (똥 분)⇨사람의 똥)을 끓여서 약으로 먹었다는 얘기도 있고

◎ 소주를 적당량 넣고, 변소에서 퍼낸 대변을 넣고, 담그는 술이다, 라는 등

◎ 막걸리에 어린아이의 대변을 넣어 담그는 술이라고 하는 둥

◎ 똥 술에 대한 여러 가지 말들이 있었습니다.

저자가 어렸을 때 시골에서 '똥 술'을 제조(?)하는 과정을 상세히 본 기억은 이렇습니다.

빈 소주병(1되짜리 됫병)에 입구 마개를 솔잎으로 촘촘히 마개를 한 후,

◎ 재래식 화장실 밑 부분에 놓아두어서 솔잎 사이로 인분의 진액(?)만 들어가게 해서 똥 술을 제조하는 것을 보았습니다.

◎ 그 시절엔 아무리 허리가 아파도 '그걸(똥 술) 어떻게 먹어'라고 생각했었습니다.

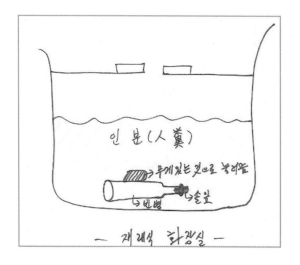

인분(人糞)

무게있는 것으로 눌러놓음

소줏잔

소주병

— 재래식 화장실 —

☒ 또 어떤 분은 개똥(犬糞)을 소주 1잔에 담궈 우려내서(개똥은 버리고 소주만) 마시면 좋다고 했었습니다. 조건이 흰색을 띄고 있는 즉 하얀 개똥이 좋다는 것이었습니다.

☒ 그냥 흘러들었던 말을, 허리가 아프니까 생각이 나기 시작하면서 '하얀 개똥'을 찾으러 나섰습니다.

☒ 아~ 누가 말했던가?

☒ 개똥도 약에 쓰려면 없다고.

☒ 하루 종일, 하얀 개똥을 찾아다녔습니다. 겨우 구해 와서

☒ 귀하고 귀한 하얀 개똥(?)을 소주 1잔에 담궈 두니,

☒ 몇 시간 만에 소주가 노랗게 변해 있었습니다.

☒ 하얀 개똥을 건져내고, 코를 막고 단숨에 마셨습니다.

☒ 개똥 소주 1잔 마셨는데, 두 배 이상의 양(量)을 토해냈습니다. 마시자마자 우웩!

☒ 그때 깨달았습니다. 개똥 같은 지식을 믿고, 실행한 개똥 같은 정신이었다고(그러나 허리가 얼마나 아팠으면).

☒ 세월이 흘러 허준 선생님의 『동의보감』을 보니 개똥의 약효는 '하얀 개

똥'이 아니라 '흰 개의 똥'이었으며, 곪아 고름이 생기는 종기를 치료하는데, 효험이 있다고 기록되어 있었습니다.

◘ '하얀(흰색) 개똥'과 '흰 개의 똥'을 분별해야겠습니다.

◘ 옛날에는 개똥을 정말로 약으로 쓴 것이 맞는 것 같습니다.

◘ 나는 건강(健康)하십니까?

건(健): 건강할 건⇨인(人): 사람 인+건(建): 세울 건.

◘ 사람이 세울 수 있으니(서 있으니) 건강하다.

강(康): 편안 강, 몸 튼튼할 강

◘ 우리 몸을 돈으로 환산하면 얼마 정도 될까요?

건강하실 때는 진짜로 모릅니다. 그러나 건강을 잃었을 때 환산해 보면

◆ 심장 이식을 하려면 약 5억 원이 필요하답니다.

◆ 눈(眼): 안구 하나에 약 1억 원 정도.

◆ 각종 장기, 팔과 다리 등 하나하나 바꾸려면 한 사람의

◆ 몸값이 약 6~70억이 들어야 한답니다.

◆ 튼튼한 두 다리, 11호 자가용(?)으로 건강하게 걸어 다니시는 분은 외제차보다, 훨씬 비싼 재산을 가지고 걸어 다니시는 것입니다.(아파보면 아십니다)

◘ 공짜로 마시는 공기 에게도 감사하며 삽시다. 감사하는 마음을 가지면, 기쁨이 있고 행복을 느낄 수 있답니다.

◗◖ 세 잎 클로버는 '행복'이라는 꽃말을 가지고 있습니다. 네 잎 클로버는 '행운'이라는 꽃말은 누구나 다 아는 사실입니다.

◗◖ 그러나 '욕심'이라는 것 때문에 '행복'이라는 세 잎 클로버를 밟고 지나면서 '행운'이라는 네 잎 클로버를 찾아다닌다고 합니다.

◗◖ 모든 사람들의 꿈과 소망은 결국 행복입니다. 이 '행복'은 누가 주시

는 것일까요?(신명기 10장 13절)

　　◐◑ 감사의 기도를 드리면 알 수 있습니다.

　　◐◑ 그러면 정신이 건강해집니다.

　　◐◑ 건강의 중요성에 대해 말할 때,

　◆ 금전을 잃는 것은 조금 잃는 것이요

　◆ 명예를 잃는 것은 많이 잃는 것이며

　◆ 건강을 잃는 것은 전부를 잃는 것이다, 라고 합니다.

　　◐◑ 역으로 건강을 잃지 않았다면 '전부'를 가진 것이라고 말할 수 있습니다. 그러나 우리가 '전부'라고 생각하고 있는 이 '전부'도 눈으로 볼 수 있는 것의 약 30%에 불과합니다. 눈으로 볼 수 없는 것이 약 70%입니다. 눈에 보이는 것은 눈에 보이지 않는 것에 의해 이루어졌으며 또한 존재합니다.

　　◐◑ 공기를 눈으로 볼 수 없다고 해서, 공기가 없다고 말을 하거나, 생각하는 사람은 어리석은(얼이 썩은) 사람입니다.

　　◐◑ 두 발로 걸어 다니는 인간은, 누구나 척추에 부담을 받을 수밖에 없습니다. 대부분의 사람들은 정도의 차이는 있지만

　　◐◑ 대부분 골반이 틀어져 있습니다.

　　◐◑ 네 발로 걸어 다니는 짐승에겐 골반 변위가 없습니다.

　　◐◑ 골반 변위는 척추를 비틀리게 하고

　　◐◑ 척추 신경을 압박해 근육과 관절, 장기에 이상을 가져오기도 합니다. '골반 변위'가 곧 '만병의 원인'이 될 수 있습니다.

　　◐◑ 머리에서 미골(꼬리뼈)까지 뇌척수액이 흐르는 신경 통로인데, 골반 변위로, 척추 측만, 현상이 나타나면 추간판 탈출(디스크), 견비통(오십견), 목, 어깨 근육(승모근)의 긴장과 통증, 편두통, 만성피로, 만성 소화불량 등을 일으

킬 수 있습니다. 척추가 반듯해 신경 전달력이 100%일 때 아픈 곳이 없습니다.

◑◐ 부족하고 부족한 이 한 권의 책이 많은, 분들의 육적, 영적 건강관리에 조금이나마 보탬이 되시길 간절히 바랍니다.

◑◐ 청어출판사 이영철 대표님에게도 진심으로 감사드립니다.

♠ 정신 건강(精神健康)은 어떠십니까?

◆ 영(靈)은 육 (사람)을 들어 역사하십니다.
◆ 건강한 육체에 건강한 영이 깃듭니다.

♠ 저자 조샘 명현

차례

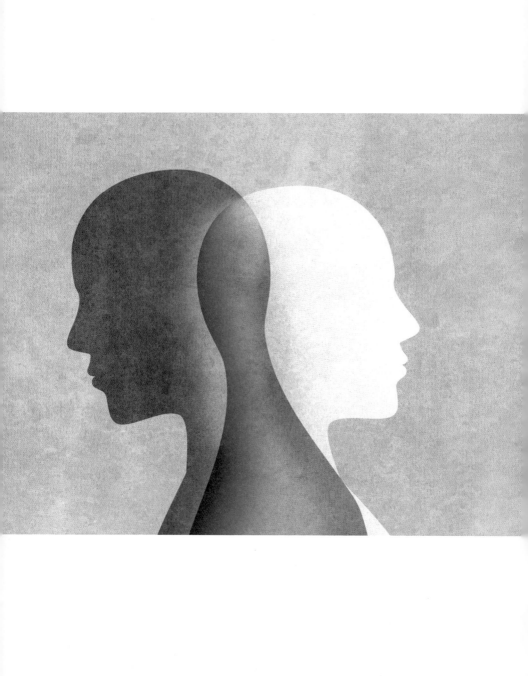

♠ 1부 나는 건강(健康)하십니까?

♠ 나는 건강하십니까?

◎ 어떤 통계를 참고, 해보면,

건강인이 5%, 반 건강인이 65%(약국이나 병원에 도움을 받고, 있는 분), 환자가 30%(약국이나 병원의 도움이 꼭 필요하신 분)라고 합니다.

◎ 건강하다는 기준은 어디에 있을까요?

◎ 어느 멋진 40대 후반의

◎ 환자님⇒(여러 환자님⇒여환님) 중의 한 분이 건강센터에 오셨습니다.

⚜ 여환님:

◎ 40여 년을 살면서 감기 한 번 안 걸리고 병원에 한번 가본 적이 없습니다. 그런데 요즘 허리도 아프고, 뒷목도 땡기고, 어깨 결림도 있고, 두통이 잦고, 불면증이 있으며, 소화불량과 변비가 심하고, 눈이 쉽게 피로하고, 일에 의욕이 없으며, 아침까지 피로가 남고, 사소한 일에도 예민하고 신경질적이며, 한곳에 오래 앉아 있지 못하고, 집중이 안 되고, 무기력하며, 다리가 저리고(자면서) 쥐가 자주 납니다, 라고 하셨습니다.

⚜ 조샘 :

(선생님이라고 부르기도 뭐하고, 그렇다고 아저씨라고 부를 수도 없어서 조샘!으로 많이 불러 주심)

◎ 건강해 보이는데, 이런 분은 감기도 한 번 안 걸리고, 병원도 안 가봤는데 건강하다고 할 수 있을까요?

이런 증상(통증)들은 어디에서 오는 것일까요?

통증의 원인은 여러 가지가 있지만, 이런 여러 가지 통증을 불러일으키는

근본적인 원인은

◙ '골반이 삐뚤어져 있다'라고 봐야 합니다.

즉, '골반 변위'가 있으면 통증도 통증이지만 우리 몸에 흐르는 혈액순환하고는 다른 '기(氣) 순환'이 안 되는 것입니다.

◙ '기(氣)가 막혀 죽겠다. 기(氣)가 차 죽겠다'라고 하는, 그 기(氣)가 차면, 기(氣)가 막히면 사람이 죽습니다.

◙ 건강한 사람이 갑자기 죽는 것은 심장마비일 수도 있지만 기(氣)가 막혀 죽는 경우가 많습니다. 사람이 죽었을 때(심장이 멈추었을 때) 의사 선생님께서는 '사망진단'을 내립니다.

◙ 기(氣)가 막혀 죽은 부분은 볼 수도 느낄 수도 없음

◙ 사람이 기(氣)가 막혀 죽었는데, 의사 선생님이

◙ 사망진단을 '기(氣)가 막혀 죽었습니다'라고 사망진단을 낸다면 한 사람도 믿어주는 사람 없이 의사 선생님을 '미쳤다'라고 하실 것입니다. 기(氣)가 막혀 죽어도 '심장 정지' 또는 '심장마비'로 죽었다고 사망진단을 낼 수밖에 없습니다.

✤ 여환님 :

◙ 기(氣)가 무엇입니까?

✤ 조샘 :

◙ 기(氣)는 우리 몸에 흐르는 생체 에너지입니다.

✤ 여환님 :

◙ 제가 아는 분 중에 죽었다고 부고를 받고 장례식장에 갔었는데 몇 시간 만에 또는 며칠 만에 '다시 살았다, 다시 깨어났다'라는 분들이 있었습니다. 어떻게 된 거죠?

✤ 조샘 :

◙ 참 좋은 질문을 하셨습니다. 그분은 '사망진단'을 내릴 당시 분명히 심장이 멈추었을 겁니다. 그래서 의사 선생님께서 '사망진단'을 냈을 것이고, 그러나 심장은 멈췄지만, 그분의 몸속에는 '기(氣) 순환'이 되고 있었던 것입니다.

◙ 심장이 멈추고 기(氣) 순환마저 막히면, 몸은 **뻣뻣하게**(시체) 굳어집니다.(영혼과 육이 분리됨).

◈ 기(氣)는 영적인 부분이고, 심장은 육적인 부분입니다.

◙ 잘못 사용하는 말 중에 어떤 일(뭔가를)을 엄청 잘할 때,

◙ '기가 차게 잘한다' 또는 '기가 막히게 잘한다'라고 표현을 합니다.

◕◕ 이 표현은 정말 잘못된 표현입니다.(그만큼 잘한다는 표현이지만)

◕◕ 정말 더 잘못된 표현은

◙ '기똥차게 잘한다'라는 표현입니다. 사람 몸에서 기(氣)와 똥(糞)이 차면 정말 죽습니다. 기와 똥이 차지(막히지) 않고 잘 순환이 되어야 건강합니다.

◙ '골반교정으로 건강한 100세는 기본! 건강하게 살아갑시다'

만성적인 질병이나 여러 가지 통증이 있는 분들은 8~90% 이상, '골반 변위'로 인해 한쪽 다리 길이가 짧고, 척추 측만이며, 어깨의 높이가 다르고, 골반(장골)의 좌우 높이가 다릅니다. 삐뚤어진 골반과 척추를 반듯하게 하여 신경 전달력이 100%일 때 아픈 데가 없습니다.

◕◕ 이 책 1부에서 말하고자 하는 것은 질병을 고치자는 것이 아니라, 질병으로 가기 전 '통증'으로 나타날 때, 즉 아야! 아프다! 아이고 아파라! 아파 죽겠다! 라는 통증을 느낄 때, 그 통증을 해결하고자 하는 것입니다.

✤ 여환님:

◙ 통증은 어디에서 옵니까?

✤ 조샘:

◙ 뼈에 금이 가거나 뼈가 부러져서 오는 통증도 있지만, 그렇지 않고 오는 통증은 대부분 골반이 삐뚤어져서 '근육의 수축에 의한 통증'입니다.

◙ 더 자세히 말하자면, 뼈와 근육 사이에 있는

◙ '건'의 수축에 의한 통증입니다.

◙ 바로 '인대'라고 하는 부분입니다.

◙ 의사 선생님께서 인대가 늘어났습니다. 하면서

◙ 핫팩을 대어 줍니다. 그것은 잘못된 표현입니다.

◙ '근육이(인대가) 수축되어 있습니다'라고 해야 맞는 표현입니다.

◙ 근육(건, 인대)이 수축되어 있다가 핫팩을 대어주니(근육이 늘어나니까) 통증이 완화되는 것입니다.

◙ 근육의 수축으로 인해 몸이 뻐근하고 찌뿌둥할 때 사우나에서 온탕에 들어갔다 나오면 몸이 가벼워지는 것을 느낍니다(수축, 된 근육이 늘어남)

◙ 근육의 수축으로 인해 통증을 느끼는 것입니다.

◙ 근육(인대)이 늘어나면 아프지 않습니다.

예를 들어, 발목을 삐끗했을 때, 인대가 늘어났다가 제자리로 당기는 힘에, 의해서 다시 수축이 됩니다. 발목이 붓고 자기 몸을 보호하는 차원에서 (더 이상, 무리하지 말라고) 아프게 됩니다.

◆ 바지(속옷) 고무줄이 늘어나면 불편하지 않습니다. 고무줄이 너무 탱탱하면(수축) 불편함을 느끼듯, 통증은 근육(건, 인대)의 수축에 의한 통증입니다.

◆ 어린이와 노인이 달리다가 넘어지면, 어린이는 별 아픔 없이 일어나지만, 노인은 엄청 아픔을 느낍니다.

(아프다고 말은 못 하시고, 엄청! 아픔을 참고, 계심)

◈ 노인은 호르몬이 부족해서 그렇습니다.

※ 골반 조정으로 건강한 100세는 기본! 건강하게 살아갑시다.

♠ 골반(骨盤) 변위(變位)

骨(뼈 골), 盤(쟁반 반), 變(변할 변), 位(자리 위)

♣ 여환님 :

◙ '골반 변위다, 골반이 틀어졌다, 골반이 삐뚤어졌다'라는 소리를 많이 듣는데, 어떤 상태를 말하는 것입니까?

♣ 조샘 :

◙ '골반'이라고 하는 말은 사전적 용어로는 '허리뼈와 등골뼈에 붙어 배 속의 장기를 싸고 있는 뼈'라고 설명되어 있습니다.

◙ 장기를 싸고 있는 뼈라고 설명되어 있지만, 뼈의 명칭을 하나하나 살펴 보면 골반이라는 뼈는 없습니다.

◙ 골반(骨盤)이라는 한자를 보면 '뼈 골'자와 '쟁반 반'자입니다.

◙ '뼈를 쟁반 위에 얹어 놓음'이라는 뜻을, 가지고 있습니다.

♣ 여환님 :

◙ 척추가 얹어져 있다는 얘기인가요?

♣ 조샘 :

◙ 네, 그렇습니다.

◙ 우리가 알고 있는 척추를 얹어 놓은 '골반'은 상징적인 뜻, 일수도 있습 니다.

◙ 척추가 '천 골' 위에 얹어져 있다고 보시면 됩니다.

◙ 천 골(선 골이라고도 함)과 미 골(미추, 꼬리뼈)은 하나로 되어 있습니다.

◙ 이 천골 양쪽에 '장골'이 두 개 있습니다.

◙ 이 장골은 한 개의 뼈로 되어 있는데

◙ '장골'(흔히 우리가 골반이라고 알고 있는)과

◙ '치골'(앞쪽 부분) 그리고

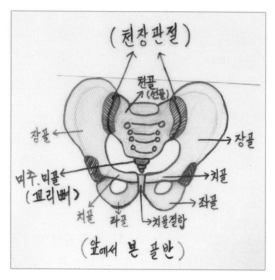

◙ '좌골'(앉을 때 바닥에 닿는 부분, 밑에 부분)로

◙ 세 개의 이름을 가지고 있습니다.

◆ 우리가 알고 있는 '골반 춤'은 '장골 춤'이라고 해야 맞습니다.

◙ 눈에 익은, 귀에 익은 대로 '골반 변위'라고 표현하겠습니다.

◙ 제일 중요한 것이 '골반 변위'라는 것이

◙ 바로 '천장관절의 변위'입니다.

◙ 천골 양쪽에 두 개의 장골이 있습니다.

이 '천장 관절 변위'가 바로 '골반 변위'입니다.

◙ 이 장골은 '상하 변위'와 '좌우 변위'가 있습니다.

체크 방법은 엎드린 자세에서

◙ 상하 변위는 한쪽 다리가 짧은 것을 볼 수 있습니다.

◙ 좌우 변위는 엎드린 자세에서 무릎을 옆으로 올려 보면 장골(골반)의 높이가 차이가 있습니다. 이 천장 관절 변위(골반 변위)로 척추 측만이 생깁니다.

◙ 이는 고 관절에도 영향을 끼칩니다.

허리가 아프면 천장 관절(골반 변위)을 바로잡아 척추를 바르게 해서 근육을 풀어주는 것이 제일 좋습니다.

❋ 우리 인체는 럭비공처럼 중심이 두 군데입니다.

바로 '천장 관절입니다.'

✤ 여환님:

◙ 혼자서 천장 관절(골반 변위)을 바로 잡는 방법이 있습니까?

✤ 조샘:

◙ 정도에 따라 어느 정도 스스로 치유할 수 있지만 좀 많이 변위 되었다면, 틀어진 자세가 편안한 자세가 되어 버렸기 때문에 점점 더 변위 될 수도 있습니다.

◐◑ 혼자서는 '명현 골반 교정기 닥터 조'(특허품)를 사용해 보셔도 좋습니다.

✤ 여환님:

◙ 척추 측만과 골반 변위는 어떻게 해서 옵니까?

✤ 조샘:

◙ 사람마다 차이가 있고 여러 형태가 있습니다만,

◙ 몇 가지 예를 보면

◙ 잠자는 자세에서도 올 수 있습니다.

◙ 허리가 아파서, 침대가 푹신해서, 침대가 딱딱해서, 옆으로 돌아 누운 자세에서 잠을 자도 골반 변위가 올 수 있습니다.

◙ 다리를 꼬고 앉거나, 짝다리로 많이 서 있거나, 남자 분들은 지갑을 뒷 주머니에 넣고 장시간 운전을 하시거나, 여자 분들은 출산 때 골반 변위가 많이 됩니다.

✿ 여환님:

◙ 어른들은 생활 자세에서 척추 측만과 골반 변위가 온다고 하지만, 우리 아이는 아직 유치원생인데 척추 측만입니다. 어찌 된 겁니까? 어릴 때부터 아니면 태어났을 그 당시 뭔가 잘못되었을까요?

✿ 조샘:

◙ 아주 예리한 질문이십니다. 그럴 수도 있습니다.

아기가 엄마 뱃속에, 있을 때는 탯줄로 '복식호흡'을 하다가, 태어나면 그 때부터는 '폐식 호흡'을 해야 합니다.

◉◉ 태어나자마자 탯줄부터 자르면 큰일 납니다.

◙ '응애~'하고 울어야 폐식 호흡이 시작되는 겁니다.

◙ 그런데 울지 않으면, 폐식 호흡을 시키기 위해서 때려서라도 울려야 합니다.

✿ 여환님:

◙ 그때 왜 아기를 거꾸로 세워서 엉덩이를 때리면서 울리는 건가요?

✿ 조샘:

◙ 네, 그것은 이물질이 기도(氣道)로 들어가면 안 되기 때문이고, 엉덩이

를 때려서라도 울음이 터져야 폐식 호흡이 시작되는 것입니다.

✤ 여환님:

◙ 그러면 그때 한쪽 다리만 잡으면 안 되는 것 아닙니까? 그때 척추가 틀어질 수도 있겠네요?

✤ 조샘:

◙ 네, 맞습니다. 두 쪽 다리를 잡고 해야, 된다는 생각보다, 우선 울려야 한다는 생각에 실수를 할 수도 있습니다. 엉덩이에 점이 있거나, 이름에 '점'자가 들어있는 사람은 태어나자마자 안 울어서 폐식호흡을 시키기 위해 맞아서(?) 생긴 것일 수도 있습니다.

◖ (이름에 '점'자가 들어간 사람은 '대부분' 순진한 편임)

◙ 그러한 과정에서 척추에 무리가 갈 수 있습니다.

(실제로 저자의 조카가 돌도 지나기 전에 우유만 먹으면 토한다고 해서 여동생이 아기를 데리고 와서 척추를 보니 많이 틀어져 있었는데 그 자리에서 교정을, 했습니다. 그 후엔 토하지 않고 잘 먹고 잘 자랐음)

◙ 가능하면 두 쪽 다리를 잘 잡고, 아기를 울려서(?) '응애~'하고 울면(폐식호흡이 시작되면) 그때 탯줄을 잘라야 합니다.

◕◕ 골격, 골반 변위가 모든 질병의 근원이 될 수 있습니다.

◕◕ 척추가 삐뚤어지거나 골반 변위가 있으면, 말초신경 장애로 질병을 일으킬 수 있습니다.

◕◕ 척추 측만, 골반 변위를 '골반 교정술로 교정'하는 것이 '질병 치료의 근본'이라고 할 수 있겠습니다.

◕◕ 이것이 바로 '카이로프락틱 요법'입니다.

◙ 골반교정은 전문 카이로프락틱 사에게, 교정을 받는 것이 좋습니다.

◙ 교정을 한답시고 드롭 다이(?)에 엎쳐놓고 팡팡 내리치는데, 골반 변위

가 더 심해질 수도 있습니다.

※ '골반교정'은 '비뚤어진 천장 관절의 교정과 근육 조정'입니다.

🌸 여환님:

🔘 잠자는 자세에서도 골반 변위가 될 수 있다고 하셨는데, 어떤 자세로 잠을 자야 좋은 자세입니까?

🌸 조샘:

🔘 제일 좋은 자세는 반듯하게 누워서 무릎 밑에 쿠션(다리 베개)을 받쳐서 자는 자세가 제일 좋습니다.

(단, 허리가 전만 형, 일자형, 여러 형태의 체형이 있는데 사람마다 차이점이 있습니다.)

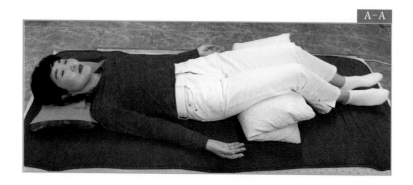

🔘 아래의 그림처럼 반듯하게 누웠을 때 등과 엉덩이(대둔근) 때문에 허리에 공간이 생깁니다.

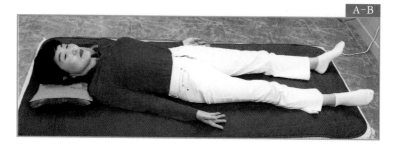

◙ 잠을 잘 때는 모든 근육이 쉬어야 하는데 이때 척추, 기립 근은 요추 (허리 부분)를 들고 일을, 하고 있는 상태라 자면서도 허리가 아프다는 것을 느낍니다.

◙ 그래서 옆으로 돌아누워서 자게 됩니다.

◙ 옆으로 돌아누워 자는 자세가 골반 변위의 원인이 될 수도 있습니다.

◙ 옆으로 돌아누워 자면서, 일자로(칼잠) 자는 사람은 별로 없습니다.

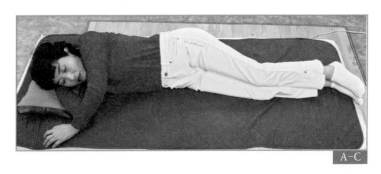

◙ 허리가 아파서 옆으로 돌아눕기 때문에 허리가 펴지는 자세(그림 A—D처럼),

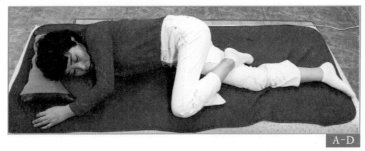

◙ 한쪽 다리를 가슴 앞으로 굽혀서 잠을 자게 됩니다.

◙ 이 자세로 자게 되면, 허리는 펴져서, 허리는 편안하지만 골반 변위가 될 수 있고, 어깨높이 때문에 한쪽 팔은 베개 위로 팔베개를 하는 경우가

많습니다. 자다가 팔이 저려서 또 반대 방향으로 돌아누워서 같은 자세로 잠을 자게 됩니다.

◙ 아침에 일어나면 팔은 저리고 고개가 안 돌아갈 정도로 목이 뻐근합니다. 그래서 '잠을 잘못 잤는지 고개가 안 돌아간다'라고 합니다.

◙ 네. 맞습니다. 잘못된 자세로 잠을 잤기 때문입니다.

◆ 제일 좋은 자세는 반듯하게 누워서 무릎 밑에 쿠션(다리 베개)을 받쳐서 자는 자세가 제일 좋습니다.

(사진 A—A처럼)

♠ 허리디스크(요통(腰痛))

♣ 여환님:

◙ 허리가 아파서 병원에 갔었는데 허리디스크라고 수술을 하라고 했습니다. 할까 말까 망설이다가 다른 병원으로 갔었는데 허리디스크가 아니라고 수술을 안 해도 된다고 하네요.

◙ 멀쩡하게 전혀 아프지 않을 때도 있고, 어떨 땐 허리가 끊어질 듯 아프기도, 하는데 수술을 해야 할까요?

♣ 조샘:

◙ 우선 허리디스크라는 표현부터 잘못되었습니다.

우리가 알고 있는 허리디스크는 '추간원판 탈출증'이라고 해야 맞는 표현입니다.

◙ 허리디스크, 그러니까 추간원판이 심하게 튀어나와서, 서 있어도 아프고, 앉아 있어도, 누워있어도, 아파서 못 참을 정도가 되면 그때 수술을 하시는 것이 좋습니다.

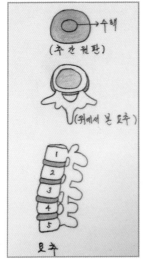
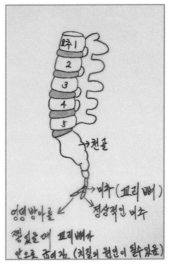

✤ 여환님:

◉ 허리 수술을 했는데도 얼마 안 되어서 또 허리가 아픈 것은 어찌 된 것입니까?

✤ 조샘:

◉ 우리 바른 몸 건강센터에 허리 수술을 한 번 하신 분들이 참 많이 오십니다.

◉ 수술을 두 번 하신 분도 있습니다. 중요한 것은 수술(추간원판이 탈출, 된 부분을 잘라냄)을 해도,

◉ 골반 변위 즉, 삐뚤어진 골반 때문에

◉ 추간원판이 탈출되는 것입니다.

◉ 골반이 삐뚤어지는 것은 두 발로 걸어 다니는 인간의 숙명일 수밖에 없습니다.

◉ 골반교정을 해야,

26

◙ 기 순환과 혈액순환이 원활하게 되며

◙ 모든 질병에서 해방될 수 있습니다.

◙ 쇠(金⇒쇠 금)로 된 기계도 기름칠을 해도 닳는데,

◙ 기계도 수리, 보수가 필요하듯이

◙ '골반교정'은 기본적으로 해야 하며,

◙ 근육도 풀어가면서, 몸을 아끼고, 사랑하고,

◙ 감사하며, 사용(?)해야 합니다.

◙ 자기 몸인데, 남의 것 빌려온 것처럼,

◙ 일만 시키지 말고, 자기 몸에게 진심으로,

◙ 사랑합니다, 고맙습니다, 감사합니다, 라고 말해보세요.

◙ 몸이 말(言)을 알아듣습니다.

✤ 여환님:

◙ 요즘은 시술로 간단히 한다는데요?

✤ 조샘:

◙ 시술이나 수술이나 탈출된 추간원판을 제거하는 것은 마찬가지입니다.
허리 수술을 해도 다시 아픈 것은 수술을 했는데도 삐뚤어진 골반 변위로
인해서 추간원판이 다시 튀어나올 수가 있다는 것입니다.

✻ 수술하시는 것보다 중요한 것이

✻ '골반교정(骨盤矯正)'입니다.

✻ 골반교정으로 양쪽 장골 높이가 똑같고, 천골 위에

✻ 척추가 곧바르게 잘 얹혀져 있어야 건강한 허리입니다.

(양쪽 장골과 척추가 직각이 되어야 합니다. 밑의 맨 오른쪽, 그림처럼)

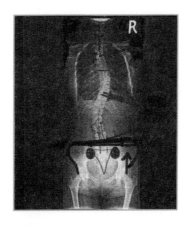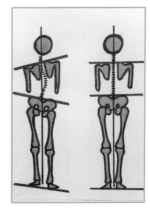

❀ 여환님:

◎ 아는 분 중에 수핵탈출증으로 수술한 분이 있는데 어떤 것입니까?

❀ 조샘:

◎ 수핵탈출증은 추간원판 안에 수핵이 들어있습니다.

교통사고나 높은 곳에서 떨어졌을 때, 수핵이 터져 나오는 것이죠. 의사 선생님이 디스크가 '터졌다, 찢어졌다'라고 하는 말이 그 말입니다.

◎ 추간원판 탈출로 못 참을 정도로 아프면 수술을 하셔야 합니다. 교통 사고나 심하게 다쳐서 수술하신 분도 반드시 골반교정을 하셔야 합니다. 그 래야 교통사고 후유증이 없습니다.

❀ 여환님:

◎ '수술한 사람은 교정을 받으면 안 된다'라는 말을 많이 들었습니다.

❀ 조샘:

◎ 전혀 문제 되지 않습니다.

◎ 허리 수술을 했는데도 허리가 아픈 사람은 골반이 삐뚤어져 있기 때문 입니다. 골반 변위 즉, '천장 관절 변위'를 바로 잡아야 합니다.

◎ 허리디스크 요통의 근본적인 치료가 수술부터 할 것이 아니라 먼저 골

반교정(骨盤矯正)을 하셔야 합니다.

⚜ 여환님:

◙ 허리가 아파서 병원에 갔는데, 좌골신경통이라고 하는데, 좌골신경통은 어떤 것인가요?

♠ 좌골신경통

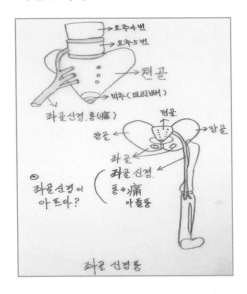

⚜ 조샘:

◙ 좌골신경통이라고 표현을 하시지만, 이 또한 잘못된 표현입니다. 좌골신경통의 통 자는, 아플 통(痛) 자입니다. 즉, 좌골신경이 아프다 라는 말인데, 허리에서 다리로 내려가는 좌골신경이 추간판 탈출로 인해 신경을 압박해서 오는 통증일 수도 있습니다만, 대체로 골반 변위로 인해 좌골신경이 짓눌려져서 오는 통증일 수가 있습니다.

✖ 좌골신경통은 '골반 변위'를 바로잡아주는 것이 가장 좋은 치료 방법입니다.

♠ 오십견(五十肩)

♣ 여환님 :

☉ 어깨가 아파서 병원에 갔었는데 '오십견'이라고 합니다. 제 나이가 40대 초반인데 오십견이라고, 수술을 하는 것이 좋겠다고 합니다. 수술을 안 할 수 있는 방법이 있습니까?

♣ 조샘:

☉ 팔이 안 올라가고, 어깨가 아프면 30대에도 40대에도 무조건 '오십견'이라고 하는데 표현부터 잘못된 것입니다. '오십견'은 50살 나이에 아픈 어깨를 말하는 것인데, 서른 살에는 '삼십견', 마흔 살에는 '사십견' 해야 하는데, 전부 다 어깨가 아프면 '오십견'이라고 표현을 합니다.

☉ 귀에 익은 대로 알아듣기 쉽게 '오십견'이라고 표현을 하겠습니다.

☉ 근육이 찢어져서(회전근개 파열) 가만히 있어도 통증이 심하다면 수술을 해야겠지만, 팔이 뒤로 돌아가지 않거나, 팔을 올릴 수 없거나, 행주를 짜지 못할 정도로 아프고, 저리고 손이 차다면, '흉쇄관절(흉골과 쇄골 사이의 관절)'에 이상이 있을 수 있습니다.

☉ '오십견'에는

1. 골반교정을 기본적으로 해야 합니다.
2. 흉쇄관절을 교정해야 하며
3. 오구돌기(오훼돌구)를 풀어 주어야 하고
4. 소원근⇨근육을 풀어 주어야 합니다.
5. 승모근과 승모근 안쪽에 있는 능형근을 충분히 풀어 주면 '오십견'을 잡을 수 있습니다.

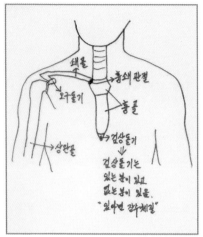
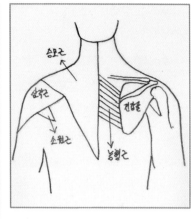

♠ 턱관절(아래턱 탈구 증후군)

⚜ 여환님:

◎ 저는 하품을 하거나, 딱딱한 음식을 먹을 때, 턱이 잘 빠지는 편입니다.

⚜ 조샘:

◎ 아래턱이 빠져 음식을 씹지 못하거나, 입을 다물지 못할 정도면 아래턱의 탈구로 턱 교정을 해야 합니다.

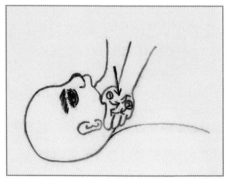

〈시술자 위생장갑은 필수〉

★교정 방법

◙ 그림에서 보시는 바와 같이

◙ 시술자는 양손으로 하악골(아래턱)을 감싸 쥐고,

1. 밑으로 누르면서

2. 약간 앞으로 당겼다가

3. 뒤쪽으로 밀어 넣어 교정합니다.

(고도의 기술이 필요합니다)

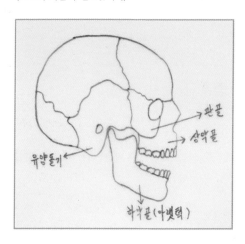

✤ 여환님:

◙ 아래턱 탈구가 아니지만, 입을 벌릴 때, 터걱 터걱 소리가 나거나, 음식을 씹을 때와 말을 할 때 불편함을 느끼고, 약간 아프기도 합니다.

✤ 조샘:

◙ 그럴 땐 근육을 풀어 주어야 합니다.

◙ 교근과 익돌근(교근 안쪽에 위치함)을 충분히 풀어 주어야 합니다.

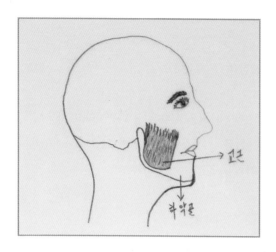

◙ 교근: 아래턱을 들어 올리는 기능을 함

◙ 익돌근: 아래턱을 들어 올리고 턱을 벌리고 좌우로 움직이게 하는 기능을 함(교근 안쪽에 위치함)

◈ 음식을 씹을 때 제일 많이 사용하는 근육이 '교근과 익돌근'입니다.

◈ 우리 몸에서 '제일 단단한 근육이 교근'입니다.

물어뜯는다고 할 때, 이 '교근의 힘(근력)'이 없으면 불가능합니다.

♠ 코골이(무호흡 증후군)

✤ 여환님:

◙ '무엇이든 물어 보살'에서처럼(?) 저희 남편이 코를 많이 골아서 잠을 잘 수가 없어요. 어찌하면 좋아요?

◙ 각방을 써야 하나요?

✤ 조샘:

◙ 코골이는 잠을 잘 때에 요란하게 드르렁거리며 코로 숨을 쉬는 것인데,

그렇다고 각방을 쓰면 더 큰 일이 일어날 수도 있습니다.

✤ 여환님:

◙ 아니, 왜요? 밤새도록 잠을 못 자겠어요.

✤ 조샘:

◙ '코골이'라고 표현을 하지만 사실은 '무호흡 증후군'이라고 하는데, 순간 순간 숨을 안 쉬는 아니 숨을 못 쉬는 것입니다. 심한 코골이를 가볍게 생각하시면 안 됩니다. 심하면 위험합니다.

✤ 여환님:

◙ 네? 그럼 코골이도 치유가 되나요?

✤ 조샘:

◙ 왜 코를 고는지 원인을 알아야 합니다.

◙ 목 안쪽에 '목젖'이라는 것이 있습니다.

◙ 이 목젖이 음식을 먹을 때 기도(氣道)를 막아주고,

◙ 숨을 쉴 때 식도(食道)를 막아줍니다.

◙ 기도(氣道)로는 물이나 밥알 한 알이라도 들어가면 안 됩니다. 바로 튕겨 나옵니다.

◙ 오로지 공기만 들어가야 합니다.

◙ 그런데 이 목젖이 늘어서 호흡할 때, 즉 잠잘 때,

◙ 기도(氣道)를 막아버리는 것입니다.

◆ 숨을 들이쉴 때 기도를 막아 '크크크— 크~'하면서 들숨이 겨우 쉬어집니다. 날숨 때는 '퓨~우우'하면서 잘 쉬어집니다. 또 들숨 때 기도가 막히면서 '크크크~크크'하면서 숨을 못 쉬는 것입니다. 목젖이 늘어서 기도(氣道)를 막고 있는 것입니다.

◆ '무호흡 증후군' 즉 밤새도록 숨을 잘 못 쉰다고 봐야겠죠.

◆ 어느 착한 시골 사람이 코골이가 심해서 부인에게 미안한 마음에 각방을 쓰고 있었습니다.

◆ 피곤한 날이면 코골이가 더욱 심했습니다.

◆ 코골이가 심한 사람은 얄밉게도(?) 눕자마자 코를 골고 잡니다.

(그래도 한 방에서 자야 합니다.)

✤ 착한 사람 부인:

◙ 부지런하고 착한 남편은 늘 일찍 일어났습니다.

어느 날 아침, 늦은 시간인데도 남편은 일어나지 않았습니다. 이상하다 생각하면서도 어제저녁엔 약주도 한잔하시고 사랑도 하고, 많이 피곤하셨나보다 하고 생각했습니다.

순간! 그래도 이 시간은 아니지 하는 생각에 방으로 달려갔습니다.

◙ 그러나 남편은 이미 죽어있었습니다.

◙ 병원으로 가서 옷을 벗겨보니

◙ 가슴이 얼마나 답답했는지!

◙ 가슴을 얼마나 긁었는지!

◙ 긁은 자국으로, 가슴에 시퍼렇게

◙ 멍이 들어있었습니다.

◙ 심한 코골이에 숨을 못 쉬고, 숨이 막혀 돌아가신 것입니다.

✤ 조샘:

◙ 네, 그렇습니다.

◙ 숨을 못 쉬어 답답해서 가슴을 긁은 것입니다.

가슴을 그 정도로 긁을 정도라면, 각 방을 쓰지 않고 한 방에 잤더라면,

부인이 잠을 깨어 남편을 깨울 수 있지 않았을까 생각해봅니다.

◙ 그러니까 부부는 한 방에서 자야 합니다.

✿ 여환님:

◙ 너무 심한 코골이에 잠을 못 자 미칠 지경인데 좋은 방법이 없을까요?

✿ 조샘 :

◙ 있습니다.

✿ 여환님:

◙ 어찌하면 됩니까?

✿ 조샘:

1. 목젖을 잘라내는 수술 하는 방법도 있는데 너무 힘든 수술입니다. 비만이거나 피곤하면 다시 목젖이 늘어날 수도 있습니다.

2. 옆으로 자면 좀 괜찮은 방법이긴 한데(허리띠에 테니스공을 넣고 바로 누울 수 없도록 하는 방법) 밤새 옆으로 자면 골반 변위가 있을 수 있고, 팔이 저리고 어깨가 아프고 목이 많이 아플 수 있습니다.

3. '목젖의 근육을 눌러서 조절하는 방법'입니다.

◆ 사랑을 담아 가족이 해줄 수도 있고, 본인 스스로 할 수도 있습니다.

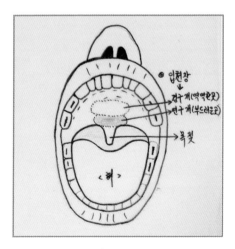

※ 시술은 환자가 누운 자세에서 입을 벌리게 한 다음 시술자는 환자의 머리 위에 앉아 중지로(위생장갑 착용) 입천장 속으로 넣으면, 딱딱한 곳(경구개)을 지나 좀 더 안으로 넣으면, 부드러운 곳(연구개: 목젖 뿌리 부분) 이 부분을 약간의 압력으로 기(氣)를 주입하며 위쪽으로 올려주면서, '목젖 근육을 조절'을 해주어야 합니다.

♠ 오줌싸개(야뇨증)

❀ 여환님:

◙ 우리 아이는 초등학생인데 아직도 오줌을 가리지 못하고, 매일같이 이불에 세계지도를 그려서 창피하기도 하고, 남들에게 말도 못 하겠고, 병적인 것인지 걱정이 됩니다.

❀ 조샘:

◙ 소변은 뇌로부터 지시를 받습니다.

방광에 오줌이 쌓여 뇌에 정보가 전달됩니다.

뇌는 지 멋대로 소변을 하지 않도록 무의식중에 참으라고 지시를 내리고, 화장실에 가서 소변볼 준비가 되면 해제됩니다.

◙ 오줌싸개는 뇌의 기능이 미성숙해서 일어납니다.

병적인 것은 아니고, 개인적인 차이가 있지만 방광 기능이 발달 되고 방광 용량이 커지면 괜찮아집니다.

오줌의 양을 늘리기 위해 하루에 500ml 이상 수분 섭취를 충분히 하는 것도 좋은 방법입니다.

❀ 여환님:

◙ 아니, 밤에 오줌 쌀까 봐 저녁에는 과일도 못 먹게 하는데요.

❀ 조샘:

◙ 오줌싸개는 요도의 병이나 정신적인 스트레스에도 관계가 있을 수 있지만, 나이가 들어서까지 계속된다면 병원에 가서 전문의와 상담하는 것이 좋습니다. 오줌싸개에 도움이 될 만한 '지압점'을 소개하겠습니다.

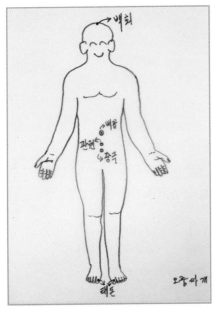 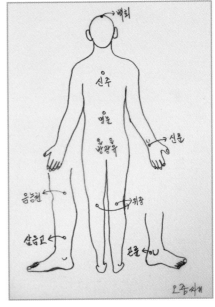

◆ 모든 지압점의 기본이 되는 백회를 중심으로 해서

◙ 정중 혈중의 임맥에 속하는 '중극'과 '관원'

◙ 정중 혈중의 독맥에 속하는 '명문'과 '신주'

◙ 그리고 방광경에 속하는 위중과 곤륜 (특히)⇨'방광유'

◙ 간경에 속하는 '태돈'과 심경에 속하는 '신문'

◙ 비경에 속하는 '음능천'과 '삼음교'를 정성껏

◙ 약손 지압을 해주면 야뇨증에 도움이 됩니다.

(사람에 따라 차이가 있을 수 있습니다.)

38

❦ 여환님:

◙ 지압으로 오줌싸개를 고칠 수도 있겠지만, 우리 아이는 한 자리에 오래 앉아 있지 못하고, 산만하고 집중력이 떨어져 공부도 한 시간 이상 못합니다. '혈기왕성'해서 그렇다는데 맞습니까?

♠ 혈기왕성(血氣旺盛)

❦ 여환님:

◙ 혈기왕성이라고 하면 20대 초반 젊은이를 말할 때 '혈기왕성하다'라고 하지 않습니까?

❦ 조샘:

◙ 혈기왕성이라?!

피 혈(血), 기운 기(氣), 왕성할 왕(旺), 성할 성(盛).

◙ 혈기(血氣)는 '피와 기운', '목숨을 유지하는 체력'을 뜻하고, 왕성(旺盛)은 '잘 되어 한창 성함'을 뜻합니다.

◙ '혈기왕성(血氣旺盛)'은 힘을 쓰고 활동하는 기운이 한창 왕성하다는 뜻입니다. 그러나 '혈기왕성'이라는 단어는 국어사전에도 나오지 않습니다.

◙ 국어사전에는 '혈기가 가장 성함'을 뜻하는 단어 '혈기방장(血氣方壯)'이라고 기록되어 있습니다.

◙ 20대 전 후반 젊은이를 '혈기왕성'하다고 하는 그 말은 국어사전에 나와 있는 것처럼 '혈기방장'이라고 해야 맞는 표현입니다.

◙ 혈기왕성(血氣旺盛)에 대해 살펴보면

혈(血)은 피 혈⇨혈액순환을 말하고,

기(氣)는 기운 기⇨기 순환을 뜻합니다.

◙ 사람마다 차이점이 있습니다만, 혈액순환이 잘 되려면 피(血)가 맑아야 합니다. 20대 젊은이보다 초등학생이 피가 더 맑으며 혈액순환이 더 잘 됩니다. 그리고 기 순환이 잘되려면, 골반 변위가 없어야 하고, 허리 척추가 반듯해야 하며, 신경 전달력이 100% 잘 되어야 합니다.

중·고교 시절에 공부하는 자세에서(생활 자세 포함) 골반 변위와 척추 측만증이 많이 생깁니다. 이것만 보아도 초등학생이 20대 젊은이보다 혈(血) 즉, 혈액순환과 기(氣), 기 순환이 더 '왕성'하다고 할 수 있습니다.

◙ 이해가 안 되시는 분은 참고하시고 확인해 보세요.

1. 유치원생이나, 초등학생이 하루 종일(약 8시간) 놀이터나 운동장에서 노는 것을 보고, 그대로 따라 한다면(노는 흉내만 내어도 됨) 어른은 물론이고 20대 젊은이도 따라 하기 힘듭니다.(물론 사람에 따라 차이점이 있을 수 있음)

2. 잠잘 때 몸부림치는 것을 보고도 알 수 있습니다. 건강한 어린이일수록 몸부림을 많이 치고 잡니다.

◙ 혈액순환과 기 순환이 왕성하다고 할 수 있습니다.

✤ 여환님:

◙ 공부하라고 앉혀 놓으면 집중을 하지 못하고 산만하고 한 곳에 오래 앉아있지 못하는 것도 혈기왕성해서 그렇습니까?

✤ 조샘:

◙ 네, 그렇습니다.

혈기왕성해서, 건강해서 그렇습니다. 그런 건강한 아이는 운동장 몇 바퀴 돌게 하고 나서 앉혀서 공부시켜 보세요. 집중이 잘 되어 공부를 잘 할 겁니다.(사람마다 차이점이 있음)

✤ 여환님:

◙ 우리 아이가 어떻게 하면 공부를 잘할 수 있을까요?

✤ 조샘:

◙ 여러 방법이 있겠지만, 저자는 공부를 잘 할 수 있는 방법을 가르치는 '한자 속독 전문 강사 자격증'을 보유하고 있습니다.

◙ 교육 계통의 특허를 내신 분의 '공부 잘하는 방법'을 소개하자면, 1등과 꼴등의 차이는 '집중력의 차이'라고 합니다.

◙ 책을 읽어도 속도가 느리고 내용을 모르는. 즉,

◙ '난독증' 때문에, 공부를 못하는 것인데

◙ '난독증'은

◙ '보는 집중력'

◙ '듣는 집중력'

◙ '보고 듣는 집중력' 반복 학습으로

◙ '난독증'을 치료한다고 합니다.

◙ '한자 속독'은 '난독증'을 없애주며, 좌뇌, 우뇌가 활성화되어 두뇌가 계발되고, 마음의 근육인 '집중력'이 강화되어 모든 공부를 잘할 수 있습니다.

덤으로 한자는 쉽고 빠르게 습득 장기 기억되고, 동시에 '정확한 안구운동' 병행으로 독서 능력이 향상되는 교육프로그램이 있습니다.

◕◕ 저자가 볼 때, 초등학생 때(필수적으로) 하는 것이 좋을 것 같습니다.

✻ 공부(工夫)를 잘 하려면

(Tel. 0505—700—0675)⇒영육 치료!

♠ 광대뼈

♣ 여환님:

◎ 광대뼈가 너무 튀어나와 있는 지인이 있는데 이 부분도, 교정이 가능합니까?

♣ 조샘:

◎ 네, 가능합니다.

'관골(顴骨)'이라고도 하며, 얼굴 뺨을 튀어나오게 만드는 뼈인 광대뼈는 양쪽으로 두 개가 있습니다. 시술받는 자의 누워있는 자세, 머리 위쪽에 자리해서 튀어나온 광대뼈를 양 손바닥 노궁으로 기(氣)를 넣어, 누르면서 교정을 하면 됩니다.

◆ 얼굴뼈는 다른 관절과 달라서 접합 부분이 그림과 같이 봉합선처럼 되어 있습니다.

◎ 그래서 뇌에 압(壓)이 차면

◎ 머리가 터질 듯(뽀개질 듯)

◎ 아프다, 라는 표현을 합니다.

◎ 그럴 때, 할머니들은 백군 머리띠(?)로 머리를 꽉 조여 맵니다.

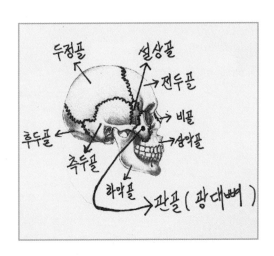

♠ 통뼈

✿ 여환님:

◙ 친구가 골밀도 검사를 했는데 수치가 높게 나왔다고 합니다. 이 친구는 통뼈인가요?

✿ 조샘:

◙ '통뼈에 대해 말들이 많은데 말'입니다.

● 통뼈라고 말을 할 때, 그 부위를 만졌을 때,

● 뼈가 묵직하게, 만져진다는 둥.

● 우리 가족은 대대로 통뼈라는 둥.

● 손목 팔목은 얇은데 다른 데는 통뼈라는 둥.

● 어깨도 넓고 골반도 넓고, 통통해서, 통뼈라서인지, 다이어트를 해도 소용이 없다는 둥.

● 모든 뼈는 통뼈라는 둥.

◙ 통뼈에 대해 여러 가지 해석을 합니다.

◙ 뼈의 '그림'을 참고해 보세요.

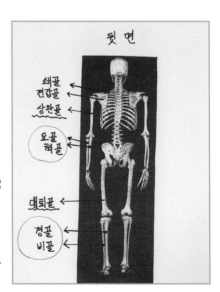

◙ 인체의 골격 중에

◙ 팔 윗부분⇨상완골⇨1개,

◙ 팔 아랫부분⇨요골+척골⇨2개,

◙ 다리 윗부분⇨대퇴골⇨1개,

◙ 다리 아랫부분⇨경골+비골⇨2개입니다.

◙ 통통하고, 뼈가 굵어 보인다고

해서 통뼈가 아니라,

    ◙ '팔 아랫부분'⇨요골과 척골⇨2개로 되어 있어야 하며,

    ◙ '다리 아랫부분'⇨경골과 비골⇨2개로 되어 있어야 합니다.

    ◙ 이렇게 2개로 되어 있어야 하는데, 1개로(⇨통으로) 되어 있는 사람이 있습니다.

    ◙ 이런 사람이 '통뼈'인 것입니다.

    ◙ '정상'이다 '아니다'라고 말하기 전에,

    ◙ 뼈가 1개 있어야 할 곳에 2개가 있고,

    ◙ 뼈가 2개 있어야 할 곳에 4개가 있다면?

    ◙ 그러니까, 2개로 되어 있어야 할 부위에

    ◙ 1개로(⇨통으로) 되어 있다면? 정상(?)일까요?

    ◙ 생각해보시면, 답이 있습니다.

    ◙ '우리 몸의 뼈는 206개입니다.'

♠ 발목을 삐끗했을 때

♣ 여환님:

◙ 저는 발목을 한 번 삐끗하고 나서, 다 나은 것 같은데 요즘 자주 발목을 삐끗하게 됩니다. 왜 그런가요?

♣ 조샘:

◙ 발목을 자주 삐끗하는 첫 번째 이유는 '골반 변위'로 인해, 다리 길이가 차이가 나서 자주 삐끗하게 됩니다.

골반 변위로 인해 한쪽 다리가 짧으며 엉덩이 근육(대둔근), 근육의 크기가 차이가 납니다. 크기가 비슷해도 근육을 만져보면 한쪽 근육이 발달 되어 반대쪽보다 단단함을 느낄 수 있습니다. 이런 경우 한 걸음 한 걸음 걸을 때마다 짧은 다리 쪽의 '대둔근 근육'에 힘이 많이 지탱되어 골반이 점점 더 변위 되게 됩니다. '골반교정이 필요합니다.'

◙ 발목을 자주 삐끗하는 두 번째 이유는 발등 바깥 부분 '입방골'이 약간 탈출 되어, 있어서 자주 삐끗하게 됩니다.

◙ 발목을 심하게 삐끗하게 되면⇒(발등이 바닥에 닿을 정도로 심하게 삐끗) 발목과 발등 근육이 늘어났다가 다시 제자리로 돌아오면서 '수축'이 됩니다.

수축이 되면서 발목이 보호 차원에서 심하게 아프게 되고, '더 이상 무리하지 마세요'라는 신호로 퉁퉁 붓게 됩니다.(팁: 근육이 부었을 때(타박)⇒24시간 내에는 냉찜질. 그 이후로는 온찜질)

◙ 아파서 걸음을 걸을 수도 없을 정도인데, X—Ray를 찍었는데, 판독해 주시는 선생님께서는 '발목뼈에는 이상이 없습니다'라고 합니다.

X—Ray 상으로는 '입방골'이 미세하게 탈출된 부분을 감지할 수 없습니다.

◙ 그러나 손으로 만져보면 약간 튀어나와 있는 것을 느낄 수 있습니다.

이 '입방골'을 제자리로 교정하지 않으면, 바닥이 고르지 않거나 작은 돌멩

이를 잘못 밟아도 발목을 자주 삐끗하는 경우가 있습니다.

　◙ 발목을 자주 삐끗하는 분은 골반교정과 발목교정(입방골)을 반드시 하셔
야 합니다.

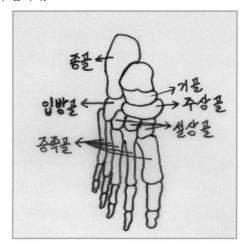

❋ 여환님:

　◙ 저의 아내는 '경락 마사지'를 받았다는데

　◙ 온몸에 시퍼렇게 피멍이 들어있었습니다.

　◙ 괜찮은 겁니까?

♠ 경락(經絡)마사지

❋ 조샘:

　◙ '멍'은 모세혈관이 터져서 혈관 밖으로 피가 흘러 나와서 피부에 나타
나는 것입니다.

　◙ '피멍'이라고 하기도 하고, '죽은 피'를 말합니다.

　◙ 죽은 피는 땀으로, 소·대변으로 빠져나갈 수도 있지만

○ 빠져나가지 못한 죽은 피는 다시 혈관 속으로 흐를 수 있습니다.

○ 죽은 핏덩이(혈전 덩어리)가 살아 있는 피와 다시

○ 흘러다닌다면 어떻게 되겠습니까?

○ 그런 마사지를 '꽈샤, 괄사, 긁게'라고 하는데,

○ 마사지는 피멍이 들게 하면 좋지 않습니다.

○ 여환님:

○ 경락이 무엇입니까?

❀ 조샘:

○ 경락은 생체 에너지의 순환로이며,

○ 경락에는 많은 '경혈'이 있습니다.

○ 경락은 경혈을 지배하고

○ 경혈은 경락의 한 점으로써

○ 경락의 관문이 되며 서로 관계를 이루고 있습니다.

○ 인체에는 12개의 경락과 임맥과 독맥을 합쳐서

○ 14개의 경락이 있습니다.

○ 경락 마사지는 12 경락과 임맥(任脈)⇨(앞부분)과 독맥(督脈)⇨(뒷부분)으로
구성이 됩니다.

○ 12 경락과 두 경맥의 경혈(經穴)을 알면,

○ 피를 죽여가며 피멍 들게 마사지할 필요가 없습니다.

❀ 여환님:

○ 12 경락이라면 열두 개의 장기와 연관이 있는 것 같은데 왜 '오장육부'
라고 합니까?

❧ 조샘:

◘ 참 예리(銳利)한 질문이십니다.

◘ 우리는 늘 '오장육부'소리를 들어왔습니다.

◘ 허나, 조물주께서 만들어 주신 귀중한 장기를 하나를 빼먹었습니다.

◘ 심장의 기능을 대행하고, 심장을 보호하는 무형의 장부, 심포(心包)를 포함 시켜 '육장 육부'라고 해야 맞습니다.

◆ 육장(六臟)

간장(肝臟)

심장(心臟)

비장(脾臟)⇨림프 기관(면역 기능 담당)

폐장(肺臟)

신장(腎臟)⇨콩팥

심포(心包)⇨심장 기능 대행. 무형의 장부(마음이 깃들어 있음)

◆ 육부(六腑)

쓸개(膽囊)⇨담낭

소장(小腸)

위장(胃臟)

대장(大腸)

방광(膀胱)

삼초(三焦)⇨상초: 호흡기관

　　　　　　중초: 소화기관

　　　　　　하초: 비뇨생식기관

- 육장(六臟)은 음의 장기이고,
- 육부(六腑)는 양의 장기이며,
- 비워야 하는 장기입니다.
- 육부는 육장의 보조역할을 합니다.
- 간에 대한 부(腑: 내장 부)는 담(膽) 장이며,
- 심장의 부는 소장
- 심포의 부는 삼초
- 비장의 부는 위장
- 폐장의 부는 대장
- 신장에는 방광이 보조 역할을 합니다.

- 그래서 '육장 육부'라고 해야 하며
- '심 포'를 빼고 '오장육부'라고 하면
- 심 포의 '부'가 되는 '삼 초'⇒상초: 호흡기관
  중초: 소화기관
  하초: 비뇨생식기관
- 삼 초는 이산가족(?)이 됩니다.

- 육장 육부로써 열두 장기가 두 시간씩 정확하게,
- 하루 24시간 활발히 움직이고 있습니다.
- '경락의 흐름'을 살펴보면,

1. 폐경은

☑ 호흡기를 조절하는 경락이며

☑ '중부'에서 출발하여 '소상'에서 끝이 납니다.

☑ 인시(寅時⇒오전 3시~5시)에

☑ 폐가 가장 활발히 움직이는 시간입니다.

☑ 폐가 안 좋은 분은 담배와 먼지를 조심하시고

☑ '중부'와 '어제'를 지압해 주시면 좋습니다.

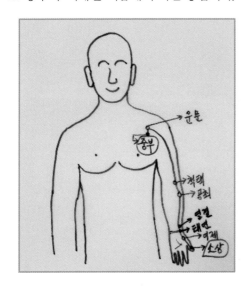

폐경(肺經)

2. 대장경은

☑ '상양'에서 출발하여 '영향'에서 끝이 납니다.

☑ 묘시(卯時⇒오전 5시~7시)에

☑ 대장이 가장 활발히 움직이는 시간입니다.

☑ 아침에 일어나 이 시간에 대변을 보시는 분은

◎ 건강하신 분입니다.

◎ 꼭 이 시간에 대변을 보시고

◎ 진시(辰時)에 소량이라도 밥을 드십시오.

◎ 위장을 위해.

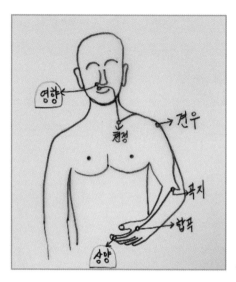

대장경(大腸經)

3. 위장경은

◎ '승 읍'에서 출발하여 '여태'에서 끝이 납니다.

◎ 진시(辰時⇒오전 7시~9시)에

◎ 위장이 가장 활발히 움직이는 시간입니다.

◎ 음식을 꼭꼭 씹어 드시는 것이 위장에 좋습니다.

◎ 꼭꼭 씹은 음식이 위장으로 들어갈 때

◎ 위장 입구(위문)에서 위산을 (찍) 분비합니다.

◎ 이 시간(식사 시간)에, 기다리고 기다려도 음식이

◙ 들어오지 않으면 '에라이, 모르겠다' 하고(?)

◙ 위산을 (쫙) 분비해 버립니다. 이때

◙ 속쓰림을 느끼는 것입니다.

◙ 이 시간에 한 숟가락이라도 밥을 드세요.

◙ 그래야 기운이 생깁니다.

◙ 기운이 생기려면 밥을 드셔야 하며,

◙ 기운 기(氣) 안에

◙ 쌀 미(米⇒밥) 자가 들어있습니다.

◆ 따라서 제시간에

◆ 삼시세끼 (진시: 07~09), (미시: 13~15), (유시: 17~19)

◆ 꼭 밥을 드세요.

※참고!

◙ 어떤 높은 분의 위장병을 고쳐주면 후한 상금을 주겠다고 했습니다.

◙ 거기서 1등을 한 사람의 답은 '꼭꼭 씹어 먹으라'였다고 합니다.

◙ 모든 음식은 꼭꼭 씹어 드시는 것이 위장에 제일 좋습니다.

◙ 음식을 씹는 듯 마는 듯 급하게 드시는 분은 위장병을 조심하셔야 합니다.

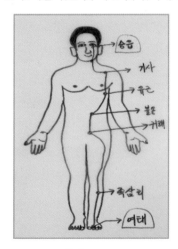

위경(胃經)

4. 비경은

☒ '은백'에서 출발하여 '대포'에서 끝이 납니다.

☒ 사시(巳時⇒오전 9시~11시)에

☒ 비장이 가장 활발하게 움직이는 시간입니다.

☒ 비장은 가장 중요한 림프 기관입니다.

☒ 몸에 침범하는 세균이나 외부 단백질을 제거하는 면역 기능을 담당합니다.

☒ 위장이 안 좋을 때, 상생 관계인 비장의 도움을 받는다고 보시면 됩니다.

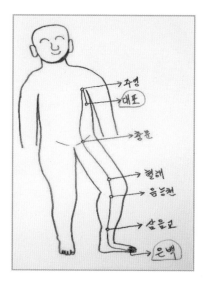

비경(脾經)

5. 심경은

☒ '극천'에서 출발하여 '소충'에서 끝이 납니다.

☒ 오시(午時⇒오전 11시~오후 1시)에 심장이 가장 활발하게 움직이는 시간입니다.

◙ 야뇨증⇨오줌싸개, 밤에 세계지도를 자주 그리는 아이는 신문혈을 지압해 주시면 좋습니다.

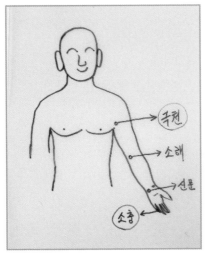

심경(心經)

6. 소장 경은

◙ '소택'에서 출발하여 '청궁'에서 끝이 납니다.

◙ 미시(未時⇨오후 1시~3시)에 소장이 가장 활발하게 움직이는 시간입니다.

◙ 오십견(?)으로 어깨가 아프신 분은 '천종혈'을 잘 풀어 주시면 좋습니다.(여길 누르면 엄청 아픕니다. 충분히 풀어줘야 합니다.)

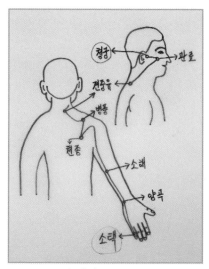

소장경(小腸經)

7. 방광경은

◙ '청명'에서 출발하여 '지음'에서 끝이 납니다.

◙ 신시(申時⇨오후 3시~5시)에 방광이 가장 활발하게 움직이는 시간입니다.

◙ 야뇨증에 '위중'과 '곤륜'혈을 자극해 주시면 도움이 됩니다.(오줌싸개 참고)

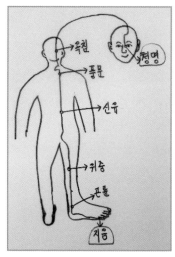

방광경(膀胱經)

8. 신경은

◙ ‘용천(湧泉)’에서 출발하여 ‘유부’에서 끝이 납니다.

◙ 유시(酉時⇒오후 5시~7시)에 신장이 가장 활발하게 움직이는 시간입니다.

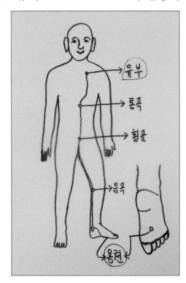

신경(腎經)

◆지랄용천과 용천지랄!

✤ 여환님 :

◙ 지랄용천은 무엇이고 용천지랄은 무엇입니까?

‘지랄용천’의 ‘용천’이 그 ‘용천’입니까?

✤ 조샘:

◙ 네, 맞습니다.

◙ 용천은⇒신장 경락의 경혈 이름이며,

◙ 지랄은⇒함부로 법석을 떨거나, 분별없이 말하거나, 변덕을 부리는 짓의 욕을 뜻합니다.

◙ '지랄'과 경혈 명인 '용천'을 붙여 쓰는 이유는

◙ 다른 사람은 다 찬성하는데 자기 혼자만이 반대할 때 쓰는 속담이기도 하지만,

◙ 12혈의 정혈 중에, 11혈은 손가락 끝부분이나,

◙ 발가락 끝부분에 위치하는데, 용천혈만이

◙ 발바닥(족심(足心))에 위치하기 때문입니다.

◙ 그래서 엉뚱한 행동을 하는 사람에게

◙ '지랄용천 한다'

◙ '용천지랄 한다'라는 표현을 쓰는 것입니다.

◙ 이 명혈 용천혈 자리가 '지랄'과 함께 쓰여져서 안타깝습니다만,

◙ 용천혈은 신장 경락의 신경혈 출발점입니다.

◙ 얼굴이 붓거나, 손발이 붓는 사람은

◙ 신장이 안 좋아서 그러니 이 용천혈 자리를 자극해 주시면 좋습니다.

◙ 자갈밭에 맨발로 걸어 다니시면 더욱 좋습니다. 그리고

◙ 간수를 쫙 뺀 소금을 드시는 것도 좋습니다.

◆ (간수를 뺀 소금: 음식을 짜게 먹으면 물이 켜입니다. 간수 때문입니다. 간수를 뺀 소금은 1,000도 이상에서 불에 구워야 간수가 빠집니다.)

◙ 무릎에 물이 차는 분은 신장 기능이 안 좋아 요산을 걸러 주지 못해서 무릎에 물이 찹니다. 이런 분도 간수를 뺀 소금을 드시면 참 참 좋습니다.

◙ 신장결석, 요로결석에는 복 지리(껍질)를 드시면 도움이 됩니다.

◆ 이 용천혈 자리를 자극해 주면,

◆ '정력'에도 도움이 된다고 해서, 옛날에는 장가를 가면 동네 어른들이 첫날밤에 신랑을 잡아서(?) 발바닥을 때리는 전통적인 혼례 때의 풍습이 있었습니다. 저자는 어릴 때 직접 보았습니다.

◆ 그땐, 왜 맞는지 몰랐는데 조상님들의 '지혜'였습니다.

♠ TV 드라마를 보면, 신혼부부의 첫날밤에 신부가 샤워 할 때 신랑이 팔 굽혀펴기 하는 모습을 볼 수 있는데 잘못된 표현입니다.(정력 부분)

♠ 정력은 하체에서 나옵니다. 하체운동 하는 모습이 맞는 표현입니다.

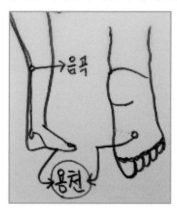

9. 심포경은

◘ '천지'에서 출발하여 '중충'에서 끝이 납니다.

◘ 술시(戌時⇒오후 7시~9시)에

◘ 심포가 가장 활발히 움직이는 시간입니다.

◘ '오장육부'라고 하는 사람은 이 심포를 빼고

◘ 말하는 것인데, 심장의 기능을 대행하고

◙ 심장을 보호하는 무형의 장기입니다.

◆ 심포경은 정신과 열과 순환기에 작용합니다.

◆ '오장육부'가 아니라 다음에 연결될

◆ '삼초경'을 위해서라도

◆ '육장육부'라고 해야 합니다.

◆ '오장육부'라고 하면,

◆ 오후 7시~9시의 술시(술 마시는 시간 아님)의

◆ 두 시간이 빠지게 됩니다. 그리고

◙ '삼초경'도 이산가족 즉, 미아(迷兒)가 됩니다.

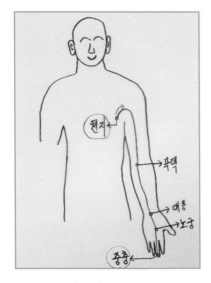

심포경(心包經)

10. 삼초경은

◙ '관충'에서 출발하여 '사죽공'에서 끝이 납니다.

◙ 해시(亥時⇒오후 9시~11시)에 삼초경이 가장 활발하게 움직이는 시간입니다.

◆ 삼초는

상초: 호흡기관

중초: 소화기관

하초: 비뇨생식기관을 관장하는 매우 중요한 경락입니다.

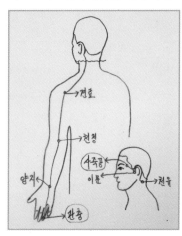

삼초경(三焦經)

11. 담경은

◘ '동자료'에서 출발하여 규음에서 끝이 납니다.

◘ 자시(子時⇨오후 11시~오전 1시)에

◘ 담경이 가장 활발히 움직이는 시간입니다.

◘ 담은 곧 쓸개입니다.

◘ 간에 붙어 있으며 속에는 쓸개즙이 들어있습니다.

◘ 쓸개는 바른 것을 지닌 기관이며, 정신력과 결단력, 배짱이 좋다는 뜻으로 사용합니다.

◘ 말을 헤프게 하거나 실없는 소리를 할 때,

◘ '쓸개 빠진 놈'이라고 하기도 합니다.

☑ 배짱이 좋다, 간이 크다, 담력이 크다 하는 것도

☑ 쓸개에 대한 정신적인 부분과 연관성이 있습니다.

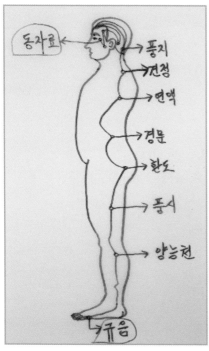

담경(膽經)

◈ 담화(膽火) :

☑ '화병'이라고 하며, 스트레스를 많이 받으면 생깁니다.

☑ '화를 담아 둔다'라는 뜻이 있으며,

☑ 임맥의 '단중'(상단전)을 풀어 주면 도움이 됩니다.

◆ 황금, 산조가 좋습니다.

◈ 기담(氣膽) :

◈ 기(氣)가 허해서 생기는 것입니다.

◈ 여기저기 담이 결리는 것 같다는 분은, 골반 변위로 생체 에너지 기(氣)의 흐름이 좋지 않아서 그렇습니다.

(골반교정 꼭! 필요)

◆진피와 자소엽이 좋습니다.

◈ 습담(濕膽):

◈ 습(濕: 젖을 습)이 많아서 생기는 것입니다.

◈ 비만형이며, 물만 먹어도 살이 찐다는 체질입니다.

◈ 노폐물이 많이 쌓여 있는 편입니다.

◆ 율무, 건율(말린 밤)이 좋습니다.

◈ 냉담(冷膽):

◘ 체혈 부족으로 손발이 찬 사람을 말합니다.

◘ 골반교정으로 기(氣)순환을 잘 시켜야 합니다.

◆ 생강, 홍삼이 좋습니다.

♠ 화병이 있는 분은 '혼자서' 노래방에 가서

◘ 큰 소리로 고함치며, 실컷 목청껏 노래를 불러보세요.

◘ 그리고 큰 소리로, 욕(辱: 욕 욕)을 해도 탁한 에너지가 빠져 나가기 때문에 큰 도움이 됩니다.

◘ '야 이, 17+1 ㅅ 꺄! 야 이, 씨 8 노마! 야~아!'하면서 말이죠. 화병을 고치기 위해 꼭 해보세요.

◘ (남에게 피해 없이 하셔야 함)

◙ 그러고 나면 '속이 후련하다'라는 기분이 들어야 합니다.

◙ 이렇게 해야 스트레스가 풀려서 '화병'에 도움이 되는데,

◙ 담화(膽火⇒화병)가 있는 분은 이런 담력(膽力)이 없어서 시도조차 하지 못하시는 것입니다. 그래서 '화병'이 있는 것입니다.

◙ 참지(?) 말고, 그러니까 담아두지 말고, 확~(해/풀어/끄집어내) 버리세요. 담대(膽大)히 하세요.

◙ 쓸개 담⇒膽⇒안에는

말씀 언(言)이, 들어 있는데, 말(言)을 끄집어내지 못하고, 말(言)이 갇혀있으니까, 화병이 생기는 겁니다. 그래서

◙ 갑상선에 이상이 생깁니다.

◙ 따라서 '화'를 풀지 않으면 안 됩니다.

◙ 생체 에너지인, 기(氣)가 '백회(百會)'로 들어와서

◙ 상단전과 하단전을 거쳐

◙ 용천으로 빠져나가야 하는데

◙ 상단전에 기가 막혀 '기(氣)가 막혀 죽겠네' 합니다. 기(氣)가 막히면, 그래서 갑상선암(癌: 암 암)에 걸리게 되고, 갑상선암 수술을 해도(상단전이 풀리지 않으면 / 화병이 잡히지 않으면) 또 갑상선에 문제가 생깁니다.

●암(癌⇒암 암)은

◙ 아픈 것이 깊어지면(通: 아플 통⇒病: 병 병) 병이 되고, 병이 깊어지면 病⇒癌 암이 되는데

◙ 우리 몸에 '1도'만 온도를 올려도 암에 안 걸린다고 합니다. 여름에 땀 흘리고 갈증 난다고 냉장고에 든 냉수를 벌컥벌컥 마시는 것은 최악입니다.

◙ 냉수 두 잔으로 갈증을 해소할 수 없습니다.

◙ 그러나 미지근한(따스한) 물 한 잔으로 갈증을 해소할 수 있습니다.(사람마다 차이가 있음)

◙ 암(癌)은 세 개의 입(口)이 있는데, 입을 잘못 사용하면, 山으로⇨땅으로 간다고 하는 뜻을 담고 있습니다.

◙ 疒⇨병

◙ 品⇨1) 상부의 이 입

      2) 좌측 하단의 저 입

      3) 우측 하단의 요 입

1) 이 입은 타인을 비방하면, 독이 본인에게 옵니다.

2) 저 입은 타인에게 욕먹을 짓을 하지 말아야 합니다.

3) 요 입은 요리, 음식 조절을 잘해야 한답니다.

◙ 입을 조심 합시다.

◙ 입에서 나오는 '말(言)이 씨'가 됩니다.

12. 간경은

◙ '태돈'에서 출발하여 '기문'에서 끝이 납니다.

◙ 축시(丑時⇨오전 1시~3시)에 간이 가장 활발하게 움직이는 시간입니다.

◙ 간은 전신의 혈액을 저장, 조절하며 간이 안 좋으면 근육과 눈에 나타납니다.

◙ 간은 정신 기능에도 작용하며 해독작용도 합니다.

축시(오전 1시~3시)까지 그러니까 새벽 1시, 2시, 3시까지 술을 마시면 간이 많이 힘들어합니다. 그것을 간댕(뎅)이가 부었나 보다, 라고 합니다.

둔(鈍: 둔할 둔)한 장기라서 반쯤 상(傷: 상처 상)해도 잘 못 느낍니다.

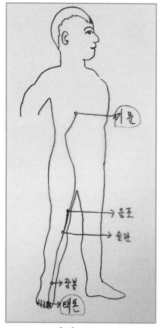

간경(肝經)

◙ 이렇게 열두 장기가 두 시간씩 하루 24시간을 어김없이 건강하라고 자기 기능을 다하고 있습니다.

◙ 경락(經絡)을 알고 마사지를 하셔야 합니다.

◙ 피멍이 들지 않게 말입니다.

♠ 체질과 혈액형

♣ 여환님:

◙ 겉은 건강해 보이는데 늘 아프다고 하면 타고 난 약한 체질, 저질 체질인가요?

❧ 조샘:

◘ 체질은, 체형, 소질, 성격의 세 가지로 구성되며

◘ 체형은 체격을 보여주는 특징이고,

◘ 소질은 신체를 보여주는 특징이며,

◘ 성격은 정신적인 특징을 보여주는 것입니다.

◘ 그러므로,

◘ 체질은 유전적 요인과 현재의 환경적인

◘ 작용에 의해 몸과 마음의 자세이기도 합니다.

◘ 절대로 자기는 건강하다고 믿고 있는 고집도 있습니다.

◘ 체질은 태양인, 태음인, 소양인, 소음인 4가지로 분류되지만,

◘ 나는 100% 태양인이다, 100% 태음인이다, 하는 것은 다소 무리가 있으며,

◘ 태양인이면서, 소음인 체질을 가진 분도 있고,

◘ 태음인이면서, 소양인 체질을 가진 분도 있습니다.

◆ 그래서 8가지 체질로 보시는 것이 맞습니다.

♠ 태양인(太陽人)은

◘ 폐의 기능은 발달 되어 있으나,

◘ 간의 기능은 약합니다.

◘ 지도력이 강하고 박력이 있으며, 인정도 많고 눈물도 많은 편입니다.

◘ 자기가 최고라고 망상에 빠질 수도 있습니다.

◘ 종교지도자, 개척자, 혁명주의자가 많습니다.

◘ 아무리 먹어도 살이 찌지 않는 체질입니다.

♠ 태음인(太陰人)은

◙ 간 기능은 발달 되어 있으나,

◙ 폐 기능은 약한 편입니다.

◙ 참을성이 많고 대담한 것 같으나 소심한 편입니다.

◙ 의리가 있고 남의 잘못을 품어주는 아량도 있습니다.

◙ 고집도, 강하고 뒤끝이 있는 분입니다.

◙ 정치가 공무원 등 영웅호걸이 많습니다.

◙ 습(濕)이 많아서 물만 먹어도 살이 찌는 편입니다.

◙ 뚱뚱한 편이며, 하체가 약하고 폐활량이 적어

◙ 피로를 잘 느낍니다.

◙ 감기에 약하고, 섭섭병이 자주 있어서,

◙ 신경성 위장병이 많습니다.

◙ 땀을 자주 빼주어야 좋은데, 움직이기 싫어합니다.

♠ 소양인(少陽人)은

◙ 비장과 위장의 기능은 발달 되어 있으나,

◙ 신장과 방광이 약합니다.

◙ 두뇌가 명석하고 판단력이 빠르고 인정이 많습니다.

◙ 성격이 급한 편이고 신경질을 잘 냅니다.

◙ 욱하는 성격이 있지만 뒷 끝은 없는 편입니다.

◙ 의욕은 있으나 지구력이 부족한 편입니다.

◙ 외교관, 군인, 의사 등이 많습니다.

◙ 비위에 거슬리면, 뒤도 돌아보지 않는 편입니다.

◙ 다부진 체질이고, 몸이 통통한 편입니다.

◙ 약을 잘 안 먹는 건강한 체질이지만,

◙ 배를 따뜻하게 해서 자는 것이 좋습니다.

♠ 소음인(少陰人)은
◙ 신장 기능은 발달 되어 있으나,
◙ 위장 기능이 약합니다.
◙ 매사에 꼼꼼하고, 차분하고 치밀한 성격입니다.
◙ 꾸준한 노력가이며, 얌전하고 보수적인 면이 있습니다.
◙ 과학자, 언론인, 요리사, 박사 학위가 많은 체질입니다.
◙ 상체보다는 하체가 발달 되어 있으며, 정력이 강한 편입니다.
◙ 위장이 약해 간식을 먹으면, 속이 거북해지는 편입니다.

♠ 이렇게 각 체질의 특징이 있으나
◙ 나는 100% 태양인이다, 라고 말하기엔 무리가 있습니다.

⚜ 여환님:
◙ 어디를 가도 체질을 정확하게 알려주는 곳이 없었는데 체질을 어떻게 알 수 있습니까?
⚜ 조샘:
♠ 폐경락(肺經絡) 중에 양 손목 부위에 경혈 자리 태연(太淵)과 열결(列缺) 자리 맥을 짚어보면 정확히 알 수 있습니다.

♠ 자세히 알고 싶은 분은
Tel. 0505—700—0675⇒영육 치료!

♠ 심폐소생술

♠ 심폐소생술은 잘 알고 있는 것 같은데도 위급할 때 긴장하거나 당황할 수 있습니다.

♠ 심폐소생술은 우선적으로 '가슴압박'과 '인공호흡'을 생각하셔야 합니다.

1. 말을 걸며 심정지 또는 호흡을 하고 있는지 확인을 해야 합니다.

2. 119에 도움 신청을 합니다.

3. 깍지 낀 두 손으로 가슴 중앙에 몸과 수직이 되도록 압박합니다(1분에 100회 이상)

4. 코를 막고, 입을 완전히 밀착하여, 1초 동안 2회의 숨을 불어 넣습니다 (인공호흡)

5. '가슴압박'과 '인공호흡'을 반복합니다.

6. 호흡이 회복되면 옆으로 눕혀 기도(氣道)가 막히지 않도록 해야 합니다.

♥ 잘 숙지 하셔서 소중한 생명을 구하는데, 도움이 되시길 바랍니다.

♠ 혈액형(血液型)

✤ 조샘:

♠ (型: 틀 형, 정해져 있는 것이 '틀'이다. '틀'에 맞추어 놓은 것이다 할 수 있습니다)

◘ 혈액형도 체질과 마찬가지로 8가지로 봐야 합니다.

◙ 혈액형이 뭐예요?

◙ 'A형 인데요'

◙ '아 A형'

◪ A형은 이러이러하고, 그러그러하제 라고 단정지어 버리지 마시기 바랍니다.

◪ 혈액형은 O형인데, B형 성격을 가진 사람도 있다는 것을 아셔야 합니다. 4가지의 혈액형을 8가지로 봐야 정확성에 가깝습니다.

◪ 혈액형 별로 다 아는 사실을 참고로 보면

♠ A형은

◆ 신중하고 완벽주의자이며, 배려심이 강하고 남의 말에 상처를 잘 받습니다.

◆ 남을 잘 가르치려고 하고, 변명과 거짓말을 잘하는 편입니다.

◆ 결단력이 부족하고, 소심한 편이며, 쉽게 뜨거워졌다가 쉽게, 식어버리는 편입니다.

◆ 예의는 바른데 비밀이 많고 의심이 많습니다.

◆ 작은 일에도 고민을 길게 하고, 칭찬해주면 교만해지기 쉽습니다.

◆ 예의를 중요시 여기는 편입니다.

♠ B형은

◆ 활동적이며, 타인에게 친절합니다.

◆ 자기중심적이고 인정미가 있으며, 자유분방한 타입입니다.

◆ 무슨 일에 빠지면 그 순간에는 깊이 몰두하는 타입입니다.

◆ 끈기가 없으며, 싫증을 빨리 내고, 신중함이 부족합니다.

◆ 남의 일에 참견을 잘하고, 독선적이고, 변덕스러운 면도 있으며, 인상만 보고 직감적으로, 좋고 나쁨을 결정해 버리는 편입니다.

◆ 자존심이 강해서 자기 말을 들어주지 않거나 또는 자기 말만 하거나, 자존심을 상하게 하는 사람을 제일 싫어합니다.

◆ 같은 B형이라도,

◆ 외적인 B형은 맞장구를 잘 쳐주면 친할 수 있고,

◆ 내적인 B형은 자신을 신뢰하고 있다는 것을 보여 주면 친해질 수 있습니다.

◆ 속박, 구속당하는 것을 제일 싫어합니다.

♠ O형은

◆ 현실적이며 결단력이 있고, 남을 잘 도와주는 편입니다.

◆ 지배력이 강하고 활동적이며, 자기가 판단한 것은 옳다고 하는 고집도 있습니다.

◆ 일에 대한 추진력과 성취욕이 강하며, 뒤끝이 없습니다.

◆ 필요할 때에는 거짓말도 태연하게 하는 편입니다.

◆ 잘난 체하고, 뽐내기를 좋아하며, 남에게 휘어 잡히는 것을 싫어합니다.

◆ 직선적이고 의리가 있으며, 노력형이고 보스 기질이 있습니다.

♠ AB형은

◆ A형 같기도 하고 B형 같기도 하며,

◆ 천재 아니면 바보라고 할 정도로 잠재성이 있습니다.

◆ 비판 정신이 풍부하고, 눈치가 빠른 편입니다.

◆ 이런 말 하면 기분 나쁠지 모르지만, 하면서도, 남에게 싫은 소리를 참 잘합니다.

◆ 자기가 말한 것도 잘 지키지 못하고, 변덕스러워 실천력이 약한 편입니다.

◆ 친절한 편이며, 좋고 싫음이 뚜렷한 편입니다.

◆ 이렇게 다양하게 각각의 특징이 있으며,

◆'나는 100% O형이다.'

◆'나는 100% B형이다.'라고 단정 짓기엔 다소 무리가 있습니다.

◆ 이건 맞는 것 같은데 저건 다른 것 같다, 또는

◆ O형에도 맞는 것이 있고,

◆ B형에도 맞는 것이 있네, 라는 식으로

◆ 4가지의 혈액형을 8가지로 보는 것이 정답에 가깝습니다.

◈ A형에게는 AB형이 듬직한 존재로 보이고,

◈ B형은 AB형을 잘 챙겨주는데,

◈ AB형은 고마워하면서도, 저게 진짜 나를 좋아하는 것이 맞나(?) 하면서 의심을 가집니다.

◈ O형은 B형에게 가르치려고 하고, 잔소리를 자주 합니다.

◈ 이런 O형을 A형이 봤을 때, 칠칠 맞네,

◈ O형 너나 잘해라, 합니다.

◈ 1부에서 혈액형별 성격과 특징을 설명했지만,

◈ 2부에 나오는 좀 더 수준 높은 것을 알아볼 필요가 있습니다.

♠'생각(生 覺)'과 '마음(心)'과 '얼(靈)'과 '정신(精神)'과 '영(靈)'에 대해서 말입니다.

♠ 2부 정신건강(精神健康)은 어떠십니까

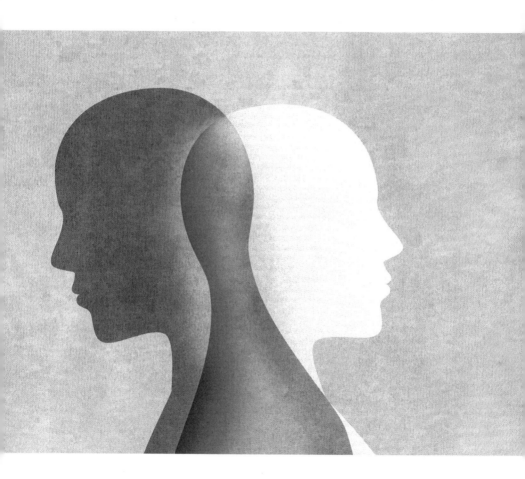

◙ 영(靈)은 육 (사람)을 들어 역사하십니다.

◙ 건강한 육체에 건강한 영(靈)이 깃듭니다.

◆ 2부 정신 건강은 어떠십니까? 에서는 보이는 '육적'부분과 보이지 않는 '영적' 부분을 이해하셔야 합니다.

◆ 보이지 않는다고 해서 없는 것이 아니며, 내가 안다고 믿고 있는 것이 정답이 아닐 수도 있으며, 신(神)의 생각(生覺)과 사람(人)의 생각은 그야말로 하늘과 땅 차이입니다.

◆ 내가 땅의 일을 말하여도 너희가 믿지 아니하거든 하물며 하늘의 일을 말하면 어떻게 믿겠느냐(요한복음 3장 12절)

◆ 영이신 예수님이 육으로 세상을 구원하시기 위해 오셔서 니고데모(유대인의 관원)에게 하신 말씀입니다.

● 나는 늘 ~'부정적'이다

◈ 불평, 불만, 핍박, 비하, 비난, 비판, 비방만! 하는 사람이다.

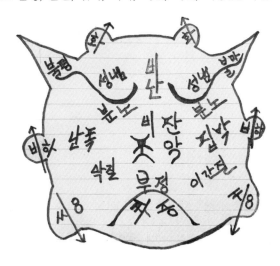

◘ 그래서 나는 여기에 (이름:) 포함된다.

◘ 이는 마음과 생각이 다르고 '영(靈)'이 달라서 그렇습니다.

◘ 결과는 부모님이 '욕'을 듣습니다.

◘ 너거, 아부지 옴마 뭐하시노?

♠ 저는 늘 ~'긍정적'입니다

◈ 웃음, 긍정, 배려, 칭찬, 존중, 이해, 사랑, 자비, 온유한(온순하고 유순한) 사람입니다.

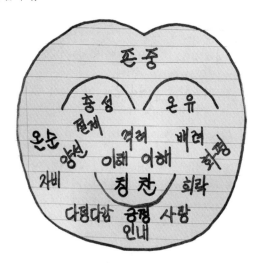

◈ 그래서 저는 여기에 (이름:⠀⠀⠀⠀) 포함됩니다.

◈ 이는 마음과 생각이, 다르고 '영(靈)'이 달라서 그렇습니다.

◈ 결과는 부모님이 '존중'받습니다.

◈ 누구 집 자손인데 그리 '참'하노?

✤ 나 도인:

◈ 늘 부정적이고 불평불만이 많고, 남을 비난하고, 헐뜯고, 비판하고 핍박하고, 비방하는 사람은 자기 자신이 남 앞에 떳떳한가를 '다시 한 번' 생각해보아야 합니다.

◈ 나 자신을 나보다 남이 나를 더 잘 안다는 것을 깨달아야 합니다.

◈ 비판을 받지 아니하려거든 비판하지 말라.(마태복음 7장 1절)

◈ 어찌하여 형제의 눈 속에 있는 티는 보고 네 눈 속에 들보가 있는데 어찌하여 형제에게 말하기를 나로 네 눈 속에 있는 티를 빼게 하라 하겠느냐. 외식하는 자여, 먼저 네 눈 속에서 들보를 빼어라, 그 후에야 밝히 보고 형제의 눈 속에서 티를 빼리라.(마태복음 7장 3~5절)라고 하셨습니다.

◈◈ 누구인지 잘 알지도 못하는 사람에게도 비판, 비난, 비방을 하는 사람(人)은 자기 자신을 볼 수 없으며 그 자신에게 '나쁜 영'이 들어있어서 그 사람을 지배하기 때문입니다.

✤ 명도:

◘ '명도'는 이름 있는 도인, 잘 알아맞추는 도인,

◘ 그 참 '명도'네, 라는 그런 뜻인데,

◘ '나 도인'은 무슨 뜻입니까?

✤ 나 도인:

◘ '나 도인'은 여러 가지 의미를 지니고 있습니다.

◘ 나도 도인이 되어야겠다고,

◘ 천부경(天符經)을 수천만 번 외웠고,

◘ 도(道)를 닦는다고 도인이 되겠다고,

◙ 도인을 만나러, 도인을 찾아

◙ 계룡산, 태백산, 팔공산, 마니산, 지리산 등등

◙ 공부(工夫)를 하러 다닌 사람이기도 하고,

◙ 나 도인임네 하고, 자신이 최고라고 하는 사람들을

◙ 진리(眞理)의 말씀으로 그들의 부끄러움을 알려주기도 하는 사람이기도
하고,

◙ 나도 인(印)을 맞아야겠다고 열심히

◙ 공부(工夫)하는 사람이기도 합니다.

♣ 영과 혼과 몸(육)

♣데살로니가전서 5장 23절

◧ 평강의 하나님이 친히 너희로 온전히 거룩하게 하시고 또 너희 온 '영'
과 '혼(목숨)' '몸'이 우리 주 예수 그리스도 강림하실 때에 흠 없게 보전되기를
원하노라 하셨습니다.

✤ 나 도인:

◙ 몸(육체)은 '영'과 '혼'이 사는 '집'입니다.

✤ 명도:

◙ 우리 주 예수 그리스도 강림하실 때에 영과 혼과 몸을 흠 없게 보전되
기를 원하신다고 하셨는데, '영'과 '혼'과 '몸'은 어떤 것입니까?

♣ 육(몸)

⚜ 멘토:

◎ 육이란? 구체적으로 어떤 것을 말하는 것입니까?

⚜ 나 도인:

◎ 육체: 肉⇒(고기 육, 몸 육), 體⇒(몸체)라고 하며, 구체적인 물체로서 사람의 '몸'을 말합니다.

◎ 몸(육)은 생리적인 기능을 담당하며, '정신을 담고 있는 그릇'이고, '영혼'이 사는 '집'입니다.

◎ 몸집이라고 하기도 합니다.

◎ 성경(聖經)에는 우리를 '밭'이요 '집'이라고 하셨습니다.(고린도전서 3장 9절)

◎ 그리고 '그릇'이라고 비유하셨습니다.(사도행전 9장 15절)

◎ 저 사람은 '그릇이 크다' 또는 '종지 같이 작다'라는 표현도 합니다.

◆ 집에서는 금과 은의 그릇이 있고, 질그릇도 있고, 귀히 쓰는 그릇도 있고, 천히 쓰는 그릇도 있다고 했습니다.(디모데후서 2장 20절)

◎ 귀한 그릇에 귀한 것을 담아야 하지 않겠습니까? 사람도 새집, 좋은 집에서 살고 싶어 합니다.

♣ 건강한 육체에 건강한 영이 깃듭니다.

◎ 육(몸)은 먹고 싶어 하는 식욕 그리고 성욕과 명예욕 같은 기본적인 욕구와 관련되어 있습니다.

◎ 육(몸, 인체)은 조물주인 창조주 하나님에 의해 너무나도 신비롭게 창조되어있습니다.

◎ 이 지구상에 존재하는 모든 사물 중에 사람의 인체(몸)만큼 신비로운 존재는 없다고 합니다.

◎ 현재 약 76억이 넘는 인구 중에 자기와 똑같은 지문을 가진 사람이 단

한 명도 없답니다.(지문이 같을 가능성 640억 명당 1명)

　　◘ (2019년 1월 6일 10시 기준 76억 7,513만 3,763명 미국 센서스국이 발표한 자료).

　♠ 이 책은 건강을 위한 책이니까 참고하시고, 자신의 몸을 잘 알고 관리하신다면 질병을 이겨 내실 줄 믿습니다.

　※ 누구도 부인할 수 없는 조물주님의 걸작품, 명품 몸을 알아보겠습니다.

　※ 하나님이 자기 형상, 하나님의 형상대로 사람을 창조하시되, 남자와 여자를 창조하시고(창세기 1장 27절)

　◘ 부지런한 사람도 게으른 사람도 하루에 잠 잘 때는 1분에 10회 정도 하며(8시간×60분×10회=4,800번), 깨어있을 때는 1분에 15회 정도(16시간×60분×15회=14,400번) 한다고 한다. 그러므로 하루에 약 19,200번 정도의 숨을 쉽니다. 게을러서, 숨쉬기 싫어서, 좀 쉬었다가(한두 시간) 숨을 쉴게 하는 사람은 없습니다. 뇌세포는 7백만 개가 움직이고, 750번 주요 근육을 움직이지만 건강한 사람은 피곤함을 모른답니다.

　◘ 자동차는 부속품이 1만 3천 개가 필요하고, 제트여객기는 3백만 개, 우주왕복선은 겨우(?) 5백만 개의 부속품이 필요하답니다.

　◘ 위대하신 사람의 몸에는 100조 개의 세포조직이 있고, 25조 개의 적혈구와 250억 개의 백혈구가 있습니다.

　◘ 여자의 난자는 인체에서 가장 큰 세포이며, 남자의 정자는 난자의 약 8만 5천분의 1의 크기이며, 무게는 난자의 약 75분의 1 정도라고 합니다.

　◘ 남자의 정자는 고환(불알)에서 1초에 수천 개씩, 하루에 한국 인구의 약 10배에 가까운 정자를 만들어 내고 있답니다.

　〈여자 분들은 남편이 저렇게 많이 정자를 만들어서 어디다 쓰지? 하시는 분도 있겠습니다. 하지만 사람(남자)마다 차이가 있습니다.〉

　◘ 두 개의 고환 중에 오른쪽 것이 더 무겁고 큽니다. 높낮이도 다릅니다.

크기와 높낮이가 다른 것은 충돌을 막기 위함입니다. 고환은 온도가 낮아야 제 기능을 할 수 있으며 언제나 쭈글쭈글한 주름투성이로 매달려 있습니다. 체온이 올라가면 정자 생산 이 잘 안 되기 때문에 더운 날씨에는 몸에서 떨어져 축 늘어져 있고, 추운 날씨에는 오므라든 답니다.

◘ 여자가 임신을 하면 피의 양이 약 25% 정도 증가한답니다. 태아의 머리가 형성될 때 입덧이 매우 심하며, 태아가 3개월이 되면 손금이 형성되고 눈물을 흘리기 시작합니다. 아기를 출산할 때는 자궁 입구가 평상시 보다 500배나 크게 열립니다.(치골결합이 벌어짐)

◘ 갓 태어난 아기를 아무도 만져주지 않으면 성장도 안 되고 죽기도 합니다.

◘ 인체의 중심이 되는 뼈는 우리 몸의 대들보입니다.

갓난아기는 305개의 뼈를 가지고 태어납니다. 커가면서 합쳐져서 206개로, 인체의 모든 뼈의 개수는 206개입니다. 갈비뼈가 24개이며 중요한 장기를 보호합니다.

◘ 척추뼈도 24개입니다(경추 7개, 흉추 12개, 요추 5개). 시간도 하루 24시간입니다. 장기도 오장육부가 아니라 '6장 6부'이며, 12 장기가 2시간씩, 24시간에 정확하게 활발하게 움직이고 있습니다.

◘ 엔진 같은 심장은 잠시도 쉬지 않고 피를 보냅니다. 심장에서 나오는 동맥과 심장으로 들어가는 정맥 그리고 모세혈관까지 우리 인체의 핏줄 즉 혈관 길이는 한 줄로 이으면 약 12만 km 정도 됩니다. 지구 둘레가 약 4만 8km, 우리 몸속의 혈관 길이는 지구 둘레를 3바퀴나 돌 수 있는 길이입니다. 서울에서 부산까지 왕복 900km이니까 '133번이나 왕복'할 수 있는 길이인 셈이죠.

◘ 우리 몸에 핏줄이 이렇게 길었나? 생각되시죠? 피가 맑아야 병 없이 오래 살 수 있다는 것을 느끼실 겁니다. 피는 생명입니다.

◎ 적혈구: 헤모글로빈으로 되어 있으며 산소와 영양분, 호르몬 등을 각 부분에 공급해 주고 이산화탄소, 노폐물 등 인체에 불필요한 물질을 제거하는 중요한 역할을 합니다.

◎ 백혈구: 병원균을 퇴치하며, 몸이 추워서 오싹한 기운을 느낄 때, 백혈구와 감기바이러스가 싸우는데, 백혈구가 부족하면 감기바이러스가 침입하는 것입니다. 백혈구가 부족할 때, 땅속에서 자라나는 흰색을 띤 마 마늘 양파 인삼 등을 드시면 효과가 있습니다.

◎ 혈소판, 혈장: 몸에 상처가 났을 때 보수작업을 합니다.

◎ '뇌'는 첫인상을 가장 오래 기억 한답니다.

인간의 뇌보다 더 경이로운 것은 없다고 합니다. 컴퓨터는 인간의 뇌를 본떠 만들었습니다. 뇌는 보고 듣고 생각하고 동시에 여러 가지 일을 처리합니다. 잠자는 동안에도 음식을 소화 시키고 우리가 생각하지도 않는 일까지 조절하는 몸의 최고 우두머리라고 합니다.

◎ '뇌'는 매일, 수 백 만 가지 기억을 저장하고 수십억 가지의 연산을 한답니다. 뇌 속으로 돌아버릴 것 같은 수억 가지의 정보가 쏟아져 들어갑니다. 그러나 뇌가 이러한 정보에도 돌아버리지 않을 수 있는 것은 무엇일까요?

◎ 바로! 정신(精神)=(영)이 그러한 것을 이겨 내며 쉽게 처리해 주기 때문이랍니다.

◎ 인간의 뇌는 고통을 느끼지, 못 하지만, 가끔 머리가 아픈 것은 뇌에 압(壓)이 차거나, 뇌를 싸고 있는 근육에서 오는 것입니다.(목 근육 포함)

◎ 뇌에 산소 공급을, 3개의 동맥이 쉼 없이 하고 있습니다. 그중에 하나라도 손상을 입으면 뇌졸중이 생길 수도 있습니다.

◎ 컴퓨터보다 더 뛰어난 신비롭고 경이로운 인간의 몸을 즉 '우리'를 누가

만들었을까요?!

◈ 집마다 지은이가 있으니 만물을 지으신 이는 하나님이시라
(히브리서 3장 4절) 라고 하였습니다.

♠ 몸(육)은 '영(靈)과 혼(魂)'이 사는 즉 신(神)이 사는 '집'입니다.

♣ 명도:

◙ 그러면 '혼(魂)'은 무엇입니까?

♣ 혼(魂) ♣

♣ 나 도인:

◙ 혼은 넋(魂⇨넋 혼)이며 '숨, 호흡, 목숨'이며 즉 우리 몸속에 깃들어 있는 '생명'입니다.

◙ 혼이 있으면 '생명'이 있음으로 사람은 육(몸)을 보존하며 살아갈 수 있습니다.

◙ 영(정신)이 떠나더라도 혼(생명)이 육(몸)에 있으면 사람은 살 수는 있습니다.⇨(식물인간)

◙ 하지만, 영과 혼이 모두 떠나면 육(몸)은 움직이지 못합니다. 시체(죽은 몸)라고 하는 겁니다. 영혼이 육을 떠나면 이것을 '죽음'이라고 합니다. 이 죽음을 우린 '돌아가셨다'라고 합니다. 어디에서 왔으며, 어디로 가시는 걸까요?

XX 절대 하지 말아야 할 말!
엄마들이 말 안 듣는 아이들에게 자주 쓰는 말!

◙ 왜 말 안 들어 '너 혼날래?', 숙제는 다, 하고 노는 거야? 나중에 집에 오면 '너 혼내줄 거야!' 등등

◈ 혼(생명)을 육(몸)에서 끄집어⇒내면 죽습니다.
◙ 혼(魂)은 생명입니다.
◙ 너 혼(魂=생명)날래? 라는 말은 너 죽을래? 너 죽일 거야! 라는 말과 같습니다. 말(言)이 씨(氏=言)가 된다는 말을 자주 합니다.

◈ 비유로 말씀하신 씨는 하나님의 말씀입니다.(누가복음 8장 11절)

✤ 명도:
◙ 영(靈)이 떠나도 혼이 육에 있으면 살 수는 있다고 하셨는데, '영(靈)'은 무엇입니까?

♣ 영(靈)

✤ 나 도인:
◙ 영(靈)은 신(神)을 의미합니다.
◙ 이 영(神)은 자기와 같은 모습을 하고 있습니다.
◙ 영은 보이지 않기 때문에 없다고 하는 사람도 있습니다. 영은 신(神)을 의미하기에 신의 존재를 부정하는 사람도 있습니다만,
◙ 사람은 정신(精神)이 없는 사람도 있지만,
◙ 정신(精神)이 있는 사람이라면
◙ 신의 존재를 부정해서는 안 됩니다.
◙ 영적 수준이 높은 사람일수록 신(神)의 존재를 인정합니다.

✿ 명도:

◙ 진짜로요?

✿ 나 도인:

◙ 이 영(靈)은 혼과 육과 분리되어 떠날 수 있습니다. 이것을 '유체 이탈'이라고 합니다. 예를 들면, 잠을 잘 때 꿈을 꿉니다.⇒이때, '영(靈)'이 '영(靈)'의 집인 육(몸)을 떠나 '외출'을 하는 것입니다.

◙ 꿈을 꾼다고 하지만, 나의 영(靈)이 다른 영(靈)을 만나는 것입니다.

◙ 생전에 보지도 못한 조상님을 만나기도 하고,

◙ 대통령님을 만나기도 하며,

◙ 어릴 때의 고향 친구를 만나기도 합니다.

◙ 육(몸)은 방 안에서 자는데

◙ '영(靈=神)'이 나간 겁니다. 그리고 멀리 외국으로 여행을 떠나기도 합니다. 환상적인 판타지를 볼 수도 있고, 무시무시한 '공포'를 만나기도 하는데, 이때 영(靈)이 무서워서 도망을 칩니다.

◙ 이걸 '악몽'을 꾼다고 하지요. 이때,

◙ 영의 집인 몸(육)을 흔들어 깨우면,

◙ '순식간에'⇒'찰나'에 다시 집(몸)으로 '영(神)'이 돌아오게 됩니다.

〈어른들께서 잠자는 아이에게, 얼굴에, 낙서를 하지 말라고 하는 것도 '영'이 자기 집(몸)으로 못 들어올까 봐 하는 일리 있는 얘기입니다.〉

◙ 몸은 방 안에서 잠을 자고 있는데,

◙ '꿈'에서⇒영(靈)이 (외출을 해서) 보고, 느끼고, 만나는 것이 영(神)입니다.

◙ 장래가 총 망 되는 어린이에게 '꿈나무'라고 표현합니다.

◙ 너의 '꿈'이 뭐냐고, 묻습니다.

◙ 좋은 '꿈' 꾸라고, 말을 하기도 합니다.

◎ '꿈'을 크게 가져 라고 합니다.

♠ 큰 꿈⇒크신 영(靈)을 받으셔야 합니다.

♣ 명도:

◎ 평생 꿈도 안 꾸고 잔다는 사람도 있던데, 영적 수준이(?) 낮은 겁니까?

♣ 나 도인:

◎ 그럴 수도 있지만, 대부분 꿈을 꿉니다.

◎ (영(靈) 이 외출을 합니다)

◎ 영적 수준이 높은(?) 가수님의 노래 가사처럼.

'간밤에 꾸었던 꿈의 세계는

아침에 일어나면 잊혀지지만,

그래도 생각나는 내 꿈 하나는

조그만 예쁜 고래 한 마리~'

◎ 이처럼 밤에 꿈을 꾸지만 (영(靈)이 외출을 해서 무엇을 하고 누구를 만났는지) 아침에 일어나면, 피곤해서인지 생각이 나지 않을 뿐이지 꿈을 꾸지 않는 것이 아닙니다.

◎ 영적 수준에 의해 잡다한 꿈으로 생각이 날 듯 말 듯 잊혀지는 꿈도 있지만! 정말로 생생한 꿈(영의 만남)은 칼라로 된 생생한 꿈이며, 잊으려고 해도 잊혀지지 않습니다. 너무나 뚜렷하게 선명하게 기억이 나게 되어 있습니다.

◎ 하나님께서 노아에게 잣나무로 방주를 지으라고 명하실 때(영의 만남) 길이와 넓이와 높이를 300, 50, 30 '규빗'으로 하고, 상, 중, 하 3층으로 하라고 하셨을 때(창세기 6장 15~16절)

(1 규빗: 대략 45.6cm. 팔꿈치에서 손가락을 폈을 때 그 끝까지의 길이, 큰사람 작은 사람 차이가 있을 수 있음)

◎ 노아께서 까먹었습니다. 잊어먹었습니다.

◉ 기억이 잘 안 납니다, 라고 말할 수 없을 정도로,

◉ 창을 내는 것과 문을 옆으로 내는 것까지, 칼라로 생생하게, 기억이 나게 되어 있습니다.

◉ 하나님께서 택하신 자에게 보여주신 모든 것, 특히 올라오라 하셔서 마땅히 될 일과 영계 세계를 보여주신 것 또한 마찬가지입니다.(요한계시록 4장)

◉ '영(靈)'이 본 것은 생시로 즉 두 눈으로 직접 본 것보다 더욱 생생하게 기억이 나게 되어 있습니다.

◉ 이것이 '영(靈)'입니다.

◉ 사람의 생각으로 이해하기 힘듭니다.

◉ 죽은 사람의 영혼은 유령 幽:(귀신 유, 숨을 유), 靈:(신령 령, 신통할 령)이라고 합니다.

◉ 그러면 거룩할 영, '성령(聖靈)'은 어떤 것일까요?

◉ 성령 聖:(거룩할 성, 성인 성), 靈:(신령 령, 신통할 령) 은 국어사전에도 성신(聖神)이라고만 기록. 더 이상 설명이 없습니다.

◉ 로마서 8장에서는 '성령(聖靈)'이 생명(生命)'을 주신다고 하셨습니다.

◆ 2절~ 이는 그리스도 예수 안에 있는 생명의 성령의 법이 '죄와 사망의 법에서 너를 해방'하였음이라.

◆ 5절~ 육신을 좇는 자는 육신의 일을, 영을 좇는 자는 영의 일을 생각하나니.

◆ 6절~ '육신의 생각은 사망'이요. '영의 생각은 생명과 평안'이니라.

◆ 9절~ 만일 너희 속에 하나님의 영이 있나니, 누구든지 그리스도의 영이 없으면 그리스도의 사람이 아니라.

◆ 10절~ 또 그리스도께서 너희 안에 계시면, 몸은 죄로 인하여 죽은 것이나, 영은 의(義)를 인하여 산(생명) 것이니라.

◆ 11절~ '예수를 죽은 자 가운데서 살리신 이의 영(靈)이 너희 안에 거하

시면, 그리스도 예수를 죽은 자 가운데서 살리신 이가 너희 안에 거하시는, 그의 영(靈)으로 말미암아 너희 죽을 몸도 살리시리라.' 하셨습니다.

◆ 16절~ 성령(聖靈)이 친히 우리 영(靈)으로 더불어 우리가 하나님의 자녀인 것을 증거 하시나니.

◆ 17절~ 자녀이면 또한 후사 곧 하나님의 후사요. 그리스도와 함께 한 후사니 우리가 그와 함께 영광을 받기 위하여 고난(苦難⇨괴로움과 어려움)도 함께 받아야 될 것이니라.

◆ 18절~ '생각건대 현재의 고난은 장차 우리에게 나타날 영광과 족히 비교할 수 없도다.'

◆ 19절~ '피조물의 고대하는 바는 하나님의 아들들의 나타나는 것이니'

◆ 38절~ 내가 확신하노니 사망이나 생명이나 천사들이나 권세자들이나 현재 일이나 장래 일이나 능력이나

◆ 39절~ 높음이나 깊음이나 다른 아무 피조물이라도 우리를 우리 주 그리스도 예수 안에 있는 하나님의 사랑에서 끊을 수 없으리라, 하시고

※ 살리는 것은 영(靈)이니 육은 무익하니라. 내가 너희에게 이른 말이 영(靈)이요 생명(生命)이라 하셨습니다. (요한복음 6장 63절)

◘ 이 '영(神)'은 '시간과 공간을 초월'합니다.

◘ 무속인께서 영(神)을 부를 때, 휘파람을 부는 그 순간, 그 찰나에 영(神)이 접신(接神), 몸에 들어옵니다.

◘ TV 예능 방송에서 '개인기'를 하라고 했을 때, '그분이 오셨다'는 MC의 멘트가 그분이 바로 '영(神)'이십니다.

◘ 그 '영(神)'이 들어오면

● 연기자는 탁월한 연기를!

● 가수는 탁월한 노래를!

● 화가는 탁월한 그림을!

● 무속인은 깜짝 놀랄 과거(전생)를!

※ 이 '영(神)'이 들어오실 때, 사람이 들어오시는 것이 아니라 보이지 않는 '영(神)'이 들어오시는 것입니다.

※ 우리는 이것을 '접신(接神)' 또는 '재림(再臨)'이라고 합니다.

✿ 명도

◉ 그러면 '예수님 재림'도 사람으로 오시는 것이 아니라 '영(神)'으로 오시는 겁니까?

✿ 나 도인

◉ 오! 역시 '명도:(이름난 도인, 뛰어난 도인)'네요.

◉ 이 정도 읽었으면, 그 정도 영감(靈感: 영적 감각)은 있어야지요.

◉ '예수님 재림'은 예수님의 영(神)으로 오셔서, 예수님께서 택한 사람, 즉 '약속의 목자'에게 '접신(接神), 재림(再臨)'하셔서 '하나님의 뜻'대로 '하늘 일'을 하시는 것입니다.

✿ 명도

◉ 많은 사람 들이 서로 자기에게 '예수님 영(神)'이 임하셨다고 하지 않습니까?

✿ 나 도인

◉ 그래서 요한께서,

◆ 사랑하는 자들아, 영(神)을 다 믿지 말고 오직 영들이 하나님께 속하였나 시험하라. 많은 거짓 선지자가 세상에 나왔음이니라(요한 1서 4장 1절)라고 하셨습니다.

◆ 마귀가 벌써 시몬의 아들 '가룟 유다의 마음'에 '예수를 팔려는 생각'을 넣었더니(요한복음 13장 2절) 하셨고,

◆ 이것이 이상한 일이 아니라, '사탄'도

◈ '자기를 광명한 천사'로 가장하나니(고린도후서 11장 14절) 하셨습니다.

◘ 성경(聖經) 말씀으로, 진리(眞理)의 말씀으로, 분별(分別)할 수 있는 지혜(智慧)를 가졌으면 좋겠습니다.

◘ 아이가 특별하게 잘할 때, '영재' '신동'이라고 하는 것도 그에게 임하신 '영(神)'의 상태를 말합니다.

◘ 정말 재미있게 놀았다, 즐겁게 놀았다 라는 말을 보다, 더, 즐겁게 놀았다는 표현을 신나게 놀았다, 라고 표현합니다. 이 '신나게'가 영(神)이 정말 즐거웠다는 뜻입니다. 육신이 편안한 것보다, 생각과 마음이 편안해야 되고, 정신적인 편안함이 있어야 걱정이 없습니다. 육적인 것은 소위 말해 몸으로 때우면 된다는 말도 있지만, 정신적인 고통은 '영(神)'을 달래주어야 합니다.

◘ '얼'이며, '정신'이며, '생각'이며, '마음'이기도 한, '영(靈)'은 신(神)을 찾는 마음이 있습니다. 즉 '종교심'이죠. 그리고 선(善)을 추구하는 착한 마음과 '영원을 사모하는 마음'을 가지고 있습니다.

◈ 하나님이 모든 것을 지으시되, 때를 따라 아름답게 하셨고 또 사람에게 영원을 사모하는 마음을 주셨느니라. 그러나 하나님의 하시는 일의 시종을 사람으로 측량할 수 없게 하셨도다.(전도서 3장 11절) 솔로몬의 말입니다.

◈ 사람에게는 하나님의 형상대로 지음 받은 영(靈)이 있어서 '영이신 하나님'을 찾게 되어 있습니다.

◈ 못난 사람은 죽기 직전에 하나님을 찾습니다. 며칠만 더 살게 해 달라고, 죽기 직전에 신(神)에게 기도합니다.

◈ 정말로 위급할 때, 하나님을 찾고 부릅니다. 그때 하나님을 부를 때, '그 짧은 순간'에 '영(神)이 생각을 복잡'하게 합니다(오만가지 생각을)

◈ 하나님, 살려주세요! 라고 부르는 순간에. 아~ 나는 하나님을 안 믿고, 교회를 안 다니지! 라는 생각이 들면서, 하나님! 부처님! 천지신명님! 하

면서 모든 신을 부르면서 살려달라고 합니다.

◈ 살려만 주면 무슨 일이든 하겠습니다 라며, 신(神)을 찾습니다.

◈ 죽을 때가 되어 영혼이 육을 떠날 때에도, 나이와 상관없이 몸이 병들어 영혼이 육을 떠날 때에도, 하나님(神)을 찾습니다.

◈ 지혜의 왕 솔로몬이 기록한 전도서를 보면,

◈ 너는 청년의 때, 곧 곤고한 날이 이르기 전, 나는 아무 낙이 없다고 할 해가 가깝기 전에 너의 창조자를 기억하라(전도서 12장 1절) 하셨습니다.

◈ 사람이 죽을 때가 되면 착해진다고 합니다. '악한 사탄의 영'이 놓아주었기 때문입니다. 그때는 이미 늦습니다.

◈ 하나님을 경외하고 그 명령을 지킬지어다. 이것이 사람의 본분이니라(전도서 12장 13절) 하셨습니다.

◈ 사람과 짐승이 다른 점이 있다면, 짐승에게는 혼(생명)만 있고 영(神)이 없습니다.

◈ 기도(祈禱)하는 짐승은 없습니다.

◈ 존귀에 처하나 깨닫지 못하는 사람은 멸망하는 짐승 같도다(시편 49편 20절) 라고 하셨습니다.

◈ 인간은 만물의 '영장'이라고 하는데, 짐승만도 못한 사람이 되어서는 안 되겠죠?!

✤ 명도:

◈ 마음이 참, 묘(妙: 묘 할 묘)해집니다.

그럼 '마음(心)'은 무엇입니까?

♣ 마음(心)

❀ 나 도인:

◙ 마음도 '영(靈)'에 속합니다. 모든 것이 마음먹기에 달려 있다는 것도 '영(靈)'의 상태를 말하는 것입니다.

◙ 마음이 딴 데(콩밭에)가 있다는 말도 '영'이 '혼'과 '육'과 같이 있지 않고, 그때 그때, 그 상황에 따라(사람에 따라) 딴마음을 먹고 있어, 마음이 다른 데 가있는 것입니다.

❀ 명도:

◙ '마음이 콩밭에 가 있다'라고 하는 말, 말인가요?

❀ 나 도인:

◙ 네. '마음이 콩밭에 가 있다'라는 말은 지금 하고 있는 일과 '실제로 관심 있는 일'이 다를 때 하는 말입니다. 몸은 여기에 있지만, 콩밭에 가고 싶어 하는, 비둘기의 눈빛을 보고, 상황 판단을 할 줄 알아야 한다는 가르침을 주는 '교훈적인 속담'입니다.

◙ 도대체 무슨 마음을 먹고 있는지 모르겠다, 라고 하는 것도 그 사람의 마음을 (그 사람의 '영'의 상태를) 모를 수밖에 없는 것입니다. 그렇게 하자고 마음 먹고, 다~ 정해놓고, 하루아침에 마음이 변할 수도 있습니다.

◈ 아니, 아니, 지금 당장. 변할 수도 있습니다. 영의 상태가 그런 것입니다. 일체의 모든 것은 오로지 마음에 있다는 화엄경⇒일체유심조⇒(一切唯心造)의 사상에서도 마음을 강조하시지만, 이 또한 영(靈)의 상태를 말하는 것입니다.

● 일체유심조

일⇒一(한 일)

체⇒切(끊을 절, 모두 체, 온통 체)

유⇒唯(오직 유)

심⇒心(마음 심)

조⇒造(지을 조)

※ 식당 같은 곳에(또는 주점)

모든 안주가 준비될 수 있습니다, 라는 뜻으로 안주 일절(切: 끊을 절)이라고 적혀있는데, 잘못된 표현입니다. '안주 일절'은 '모든 안주가 안 된다는 뜻'이 됩니다. 모든 안주가 준비된다는 뜻으로는 '안주 일체(切: 모두 체, 온통 체)'로 표기해야 맞습니다.

◙ 어떤 한 '사람'의 마음에 대해 얘기할 때 그 사람의 '성격'에 대해 말하기도 합니다. '성격'은 각 사람의 특유한 성질을 말합니다. 이 성격이 나쁜 쪽으로 비춰지면 '성질'로 표현됩니다.

● 아, 그 사람 알고 보니 '성질 있더라', '성질 안 좋더라'라고 합니다.

● 좀 더 가면, 야~ 그 사람 '성질 더럽더라'로 변합니다.

● 좀 더 가면 성질이 '성깔'로, 와! 그 사람 성깔 조+ㅈ+같더라!? 로 표현합니다.

◙ 같은 한 사람의 '성격'인데, 좋은 쪽으로 비춰지면 그 사람,

● '성격이 참 좋더라.' '정말로 괜찮더라.'라고 합니다.

● 좀 더 가면, '성격'이 '성품'으로 변합니다.

야~ 그 사람 '참 성품이 좋더라.' 합니다.

● 좀 더 가면, '성품'이 '인격'으로 바뀝니다.

그 사람 인격이 됐더라! 와 그 사람 '인격적으로 존경하고 싶다'라고 합니다.

● 좀 더 올라가면, 인격이 '인품'으로 바뀝니다.

● 그때는 '사람'이 '분'으로 바뀌며 '참 훌륭한 분이시더라' 합니다. 신분이 높아집니다.

● 좀 더 올라가면, '그분의 인품을 닮고 싶다'로 표현됩니다. 그 사람의 '마음'도 '영'의 상태를 말하는 것입니다.

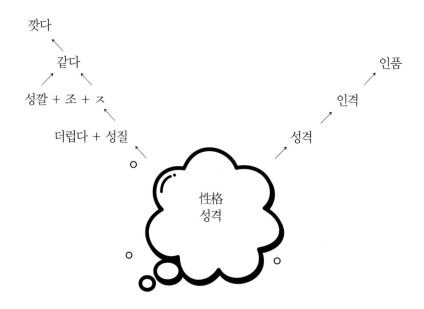

깟다

같다

성깔 + 조 + ㅈ

더럽다 + 성질

性格
성격

성격

인격

인품

◙ 이렇게 여러 '성격' '생각' '마음'을 가진 사람들에게 '진리의 말씀'을 전하려면, '성령의 열매'가 필요하지 않을까 생각해 봅니다.

사랑과 희락, 화평과 오래 참음(인내), 자비와 양선(남에게 앞을 양보함) 충성(참 마음에서 우러나는 정신) 온유와 절제니 이 같은 것을 금지할 법이 없느니라(갈라디아서 6장 22~23) 성령의 열매(9가지).

⚜ 나 도인:

◙ 수많은 마음 중에 '간절한 마음'과 '죄송한 마음'을 참고로 알아보겠습

94

니다.

　◙ '간절한 마음'은 '지성스럽고 절실함, 간절히 바라옵건대'라는 뜻입니다. 무엇보다도

　◙ '간절한 마음' 중의 하나는, 대한민국을 대한민국이라고 부르기 전에 조선(朝鮮)이라고 불렀습니다. 그때에 '조선이라는 나라'를 빼앗겼습니다. 나라를 찾고 싶은 모든 백성들의 마음이 '간절한 마음'이 아닐까 싶습니다.

　◙ 그리고 '죄송한 마음'은 매우 죄스럽고 황송함을 뜻합니다. 부끄러워서 남을 대하기 어렵다는 뜻의 '면목 없습니다'로 표현할 수도 있겠습니다.

　◙ '죄송한 마음'은 매우 죄스럽고 황송함에 하늘을 쳐다볼 수가 없다 하여, 평생을 삿갓을 쓰고 다니신 방랑시인 김삿갓 선생님을 알아보겠습니다.

　✤ 명도:

　◙ 그분은 왜? '삿갓'(笠=삿갓 립) 을 쓰고 다녔습니까?

　✤ 나 도인:

　◙ 김삿갓을 방랑시인, 자유시인, 민중 시인, 이라고 불러왔지만, 그분이 살아온 삶과 할아버지에 대한 불효를 저지른 회한과 말없이 흘린 눈물, 부조리한 세상에 대한 울분, 민중의 아픔을 재치 있는 웃음으로 해학과 날카로운 풍자로 세상을 깨우쳐 주신 운명 같은 떠돌이 생활을 하신 방랑시인 김삿갓 님께 존경과 감사를 전합니다.

　◙ 김삿갓 님은 김립(笠: 삿갓 립)이라고도 하며, 본명은 김병연. 김삿갓이 어렸을 때, 조선왕조의 모순과 민중항쟁으로 민생들이 도탄에 빠져있을 때, 김삿갓의 할아버지께서 평안북도 선천 부사로 있을 때, '홍경래의 난'이 일어납니다.

　◙ 할아버지께서 제대로 싸워보지도 못하고, 홍경래에게 항복하였기에 집안이 폐망하게 됩니다. 김삿갓의 어머니는 어린(6살) 아들을 데리고 황해도

곡산으로 피신하여 지내게 됩니다.

◪ '세월이 흘러 흘러' 김삿갓이 20살 때, 강원도 영월에서 과거시험을 보고 장원급제를 하게 됩니다. 김삿갓은 '암행어사 출두요'하는 기분으로 집에 와서 어머니께, 자랑을, 했습니다.

✾ 어머니: (어머니는 크게 기뻐하시며) 그래! 장하다 내 아들! 장원 급제를 한 '시제'가 뭣이 더 노? 물었습니다.

✾ 병연:

◪ 네, 시제는 '홍경래의 난 때, 열심히 싸우다 순절한 가산 군수 정공의 충절을 찬양하고, 싸워보지도 못하고 항복한 김익순을 비판하라'라는 '시제' 였습니다, 라고 말하자,(어머니는 하늘이 무너질 것 같은 비통함에 하염없이 눈물만 흘렸습니다)

✾ 병연:

◪ 어머니! 제가 장원급제를 했는데 우시다니요?!(어머니의 눈물은 기쁨의 눈물이 아니라 한탄의 눈물이었습니다.)

◪ 어머니는 할아버지의 비밀 얘기를 하게 됩니다.

◪ 망연자실한 병연은 김익순이 자신의 할아버지라는 사실을 알고, 벼슬을 버리고 20살 때부터 방랑 생활을 하며, '스스로 하늘을 쳐다볼 수 없는 죄인'이라며, 그때부터 큰 삿갓을 쓰고 '김삿갓', '방랑시인'으로 살아가게 됩니다.

◪ 매우 죄스럽고 황송한 마음, 이런 죄송한 마음도, 착한 영의 상태를 말합니다. '염치와 겸손'을 가르쳐주신 분, 감사하며 존경합니다. 이 시대에 태어나셨다면 좋았을 텐데, 라고…. 정말 큰일을 하셨을 텐데 마음이 짠합니다.

◕◕ 인간의 영혼은 자유를 만나기 위해, 자유를 찾아 방황할 수도 있습니다.

❀ 명도:

◘ 그럼 '진정한 자유'는 어떤 것일까요?

❀ 나 도인:

◘ 긴 긴 세월을 따라 나이를 잡수고, 뜻을 세우고, 하늘의 명을 안다고, 오랫동안 말을 해왔지만, 아직도 유혹에 눈길이 가고 '마음'이 흔들린다면 '진리'를 아셔야 합니다.

❀ 명도:

◘ 진리? '참다운 이치'를 말하는 것입니까?

◆ 어린아이와 학식 높은 박사님과의 대화를 들어 보겠습니다.

❀ 어린아이:

◘ 박사님!, '진리'가 뭔지 아십니까? 그리고 '자유'는요?

◘ (짧은 시간에 박사님 머리에는 '오만가지 생각'이 듭니다.)

❀ 박사님:

◘ (아 요놈 봐라, 내가 '누군 줄'알고 그런 질문을 하는 거야?! '내가 낸'데, 감히 나에게 그런 질문을 해? 나를 뭘로 보고.)

◘ 진리에 대해 알기나 하고 물어보는 건지? 나를 시험해보기 위해 물어보는 건지?

그렇다고

◘ '너는 아직 그런 것 몰라도 된다.'라고 말하기엔 질문에 깊이가 있어서 가만히 있을 수가 없었다.

◘ 모르세요? 라고 말하기 전에 대답을 해야 했다. 진리는 말이야. 참다운 이치, 참된 도리라고 할 수 있지! 라고 말하는데, 어린아이가,

❀ 어린아이:

◘ 박사님, 국어사전에 나오는 사전적 용어 말고 좀 더 구체적으로 설명해 주시면 안 될까요? 했다.

◘ 착하게 살면서 남에게 해를 끼치지 않는 것이 아닐까, 라고 말할까 하다가, '구체적으로'라는 말에, 개체가 특수한 형체, 성질을 갖추는 것? 구상적인 것? 그 짧은 시간에 '오만가지 생각'이 드는 것이었다.

◘ 지식(知識)을 알고, 하늘의 뜻을 알고, 명(命)을 알고, '진리(眞理)'를 알고 있다고 생각했는데, 진리에 대해 말을 하려고 하니, 자기 생각에 갇혀 화가 났습니다.

◘ 그 아이는 박사님의 얼굴을 빤히 보고,

◘ 모르세요? 하는 표정으로,

❖ 어린아이:

◘ 박사님, 진리를 알아야 그 진리가 자유롭게 해준다는 경서의 말씀처럼, 진리를 모르니 자유롭지 못하고, 화가 나는 것이 아닐까요? 라고 말했다.

❖ 나 도인:

◘ 무엇이든지 알면 어려운 것도 쉽고 지척이며, 모르면 쉬운 것도 어렵고 천리만리나 됩니다.

◘ 성경(聖經)에는 '지혜'하면 지혜의 왕 '솔로몬'을 예로 들고, 불경(佛經)에는 '지혜'하면 지혜 제일이라고 하는 '사리 스님'을 예로 듭니다.

◘ 불경 중에 법화경(法華經)의 방편 품에서 '지혜 제일'이라고 하는 사리승 (사리불, 사리 스님)에게,

◘ 부처님께서는 여래가 깨달은 '진리'는 심심 무량하여 누구도 쉽게 이해할 수가 없으며, '사리불'과 같이 지혜가 출중한 자라도 '진리'를 이해하기는 어렵다. 라고 하셨답니다.(진리를 단도직입적으로 가르치기보다는 여러 가지 교묘한 방편을 써서 가르친 것이 '방편 법'입니다)

◐◑ 우리가 비유로 자주 사용하는 말 중에 저 사람은 '사리분별력'이 있

다. '사리 판단력'이 있다. 라고 하는 말이 지혜 제일의 사리 승(사리불, 사리 스님) '사리'를 비유로 들어 말하기도 합니다.

※ 성경(聖經)에는 '진리(眞理)'가 무엇인지, 분명하게 말해주고 있습니다.

✤ 명도:

◘ 지방과 서울에 있는 '일류 대학교들'의 학교 교훈(校訓)이 '진리(眞理)'인 학교가 많던데, 그 '진리'가 이 '진리'입니까?

✤ 나 도인:

◘ 그 '진리'가, 이 '진리'임을 알아봤으면 좋겠습니다.

◘ 진리(眞理)를 알지니 진리(眞理)가 너희를 자유(自由)케 하리라(요한복음 8장 32절)

✤ 명도:

◘ 자유(自由)?

✤ 나 도인:

◆ 저희를 진리(眞理)로 거룩하게 하옵소서.

◆ '아버지의 말씀은 진리(眞理)'니이다.(요한복음 17장 17절)

✤ 명도:

◘ 아버지의 말씀?

✤ 나 도인:

◆ 하나님은 모든 사람이 구원을 받으며 '진리'를 아는데 이르기를 원하시느니라(디모데전서 2장 4절) 라고 하셨습니다.

✤ 명도:

◘ 생각이 참말로 복잡해집니다. 그러면 '생각'은 어떤 겁니까?

♣ 생각(生覺)

♣ 나 도인:

◎ 생각도 '영(靈)'에 속합니다.

생각은 念:(생각 념)⇒今: (이제 금)+心: (마음 심)

◎ '지금의 마음'이 '생각'입니다만

◎ 국어사전에 기록되어 있는 '생각'이라는 단어에는 의견(意見), 의도(意圖), 사고(思考), 사상(思想) 등으로 기록되어 있습니다만,

◎ 저자가 말하고 싶은 것은, 국어사전에도 없는

◎ 생각⇒生:(날 생) 覺:(깨달을 각, 감각 각)

♠ '보고 배워서 깨닫는다'라는 뜻을 가진 생각(生覺)을 말하고 싶은 것입니다.

◎ 모든 것이 '생각하기에 따라 다르다'라는 것도 '영(靈)'의 상태를 말합니다.

◎ 몇 날 며칠 생각해서 정해진 것이 하루아침에 생각이 바뀔 수도 있습니다.

◎ '영(靈)'의 생각이 변하기 때문입니다.

◎ 옳고 그름을 판단할 수 있는 두 학생(A와 B)이 있습니다.

◎ 어느 날, A라는 학생이 커피 자판기 앞에 섰습니다. 자판기 앞에는 한 아주머니가 1천 원을 넣고 300원 하는 커피를 뽑고 있었습니다. 뽑은 커피를 들고 아주머니는 나머지 700원을 남겨둔 채 그 자리를 떠나고 있었습니다.

◎ 학생 A는 아주머니를 부르지 않고, 가는 것을 보면서도, 모습이 보이지 않을 때까지 기다렸다가 아주머니의 남은 돈으로 300원 하는 커피를 뽑았습니다. 400원이라는 거금(?)도 챙기며 커피를 마셨습니다.

◙ 또, 어느 날 B라는 학생이 커피 자판기 앞에 섰습니다. 자판기 앞에는 한 아주머니가 1천 원을 넣고 300원 하는 커피를 뽑고 있었습니다. 아주머니는 700원을 남겨둔 채 그 자리를 떠나가고 있었습니다.

✤ 학생 B:

◙ 아주머니하고 불렀습니다. 거스름돈이 남았습니다, 라고.

✤ 아주머니:

◙ 아이쿠! 내 정신 좀 봐, 요즘 생각이 많아서 깜빡깜빡하네. '학생이 참 착하네.' 커피 한잔해요, 하고 300원짜리 커피를 뽑아주고, 아주머니는 400원을 챙겨갔습니다.

✤ 학생 B:

◙ 감사합니다. 하고 기분 좋게 커피를 마셨습니다.

◐◑ 어떤 커피가 더 맛있는 커피일까요?

◐◑ 커피 맛보다 더 중요한 것은 다음날 학생 A는 그 자판기 앞에서 어제의 일이 '생각'이 나서, 거스름돈이 나오는 곳에 손이 갑니다. 그다음 날도 '생각'이 나겠지요.

◐◑ 그러나 학생 B는 어제의 착한 일(?)은 '생각조차'도 나지 않습니다.

◐◑ 두 학생의 '영(靈)'의 상태를 말한 것입니다.

◙ '생각'하면 생각나는 것이 무엇입니까? 라고 물으면, 현재 어떤 것에 집중하고 있는지? 어떤 환경에 처해 있는지? 현재 관심사가 무엇인지에 따라 많은 대답이 나올 수 있습니다.

◙ '생각'을 집중해서 책을 읽으면서도,

◙ '생각'이라는 글을 읽으면서도,

◙ 딴생각을 할 수도 있습니다.

◙ 산만하고 잡생각이 많아서, 집중하기 위해 '명상'을 해보기도 합니다.

✤ 명도:
◙ '명상'은 어떤 거죠?
✤ 나 도인:
◙ '명상'은 고요히 눈을 감고 생각하는 것입니다. 아무 생각(?) 안 하고, 눈을 감고 고요히, 명상을 해 보지만 3~4분도 못 되어, 딴생각? 잡생각? 오만가지 생각에 집중이 안 되면서 '명상'하기도 쉽지 않습니다. 와 그라노? 하는 생각이 들 것입니다.

◙ 지금 당장!
◙ 편안한 자세로 앉아서 시행해보세요.
◙ 시간은 〈1분 40초〉 하나부터 백까지 세어 보세요.
◙ 〈엄청 짧을 수도 있는 시간, 100초〉
◙ 백까지 셀 동안 '오로지 숫자에만 집중'하세요.
◙ 숫자를 세는 도중에, 집중해야지 집중! 집중!
◙ 하는 생각조차도 하지 마세요. 그러나,
◙ [작심하고 시작했는데도 (100초)]
◙ 내가 지금 뭐 하고 있지? 하면서, 포기하는 사람도 있습니다. 몇 번의 잡생각이 났지만 백까지 집중해서 세는데, 성공했다면 '근사한 집중력'을 가지고 계신 분입니다.(3%에 속함)
◙ 자기 자신을 찾아서 홀연히 산사로 떠나는 사람들도 있습니다.
◙ 마음을 비우고, 많은 것을 내려놓기를 실천하며, 자비로운 명상, 숲속의 명상, 소리를 듣는 명상 등을 통해 '나는 누구인가'라는 생각을 하면서 말입니다.

◙ 이 또한 여러 가지 '영(靈)'의 상태를 말하는 것입니다.

✤ 명도:

◙ '여러 가지의 영'이라면 여러 영들이 한 몸(육)에 살고 있다는 겁니까?

✤ 나 도인:

◙ 네, 그렇습니다.

✤ 명도:

◙ 도대체! 얼마나 됩니까?

✤ 나 도인:

◙ 숫자로 얼마의 영(靈)이 살고 있다고 하면 믿어지시겠습니까?

◙ 그 짧은 순간에 '오만가지 생각'이 난다는 말을 들어 보셨나요? 그리고 '내 안에, 내가 여러 명 있는 것 같다는 생각'해보신 적 있으신가요?, 이 또한 그 사람 안에 존재하는 영(靈)의 상태를 말합니다.

✤ 명도:

◙ 어리벙벙하네요. '얼'은 무엇입니까?

♣ 얼

✤ 나 도인:

◙ 얼도 '영(靈)'에 속합니다.

◙ '얼빠진 사람'이라고 하는 것도 '얼'이 빠진, '영'이 나간, '정신'이 나간 사람을 말합니다.

◙ 얼굴은 '얼이 사는 굴'이라는 뜻입니다. 어리석다는 말은 얼(영)이 썩었다는 말입니다.

◙ (어리벙벙, 얼이 벙벙⇒얼이 빠진, 갈피를 못 잡는)

◙ 지능이나 사고력이 부족하다고 할 때, 어리석다는 말을 합니다. 어리숙

하다, 어리버리하다는 것도 '얼이 썩었다는 영(靈)의 상태'를 말하는 것입니다.

◙ '얼간이'는 똑똑하지 못하고 모자라는 사람을 말합니다. 얼(영)이 나간, 얼(영)이 빠진 사람, 이 또한 '영(靈)의 상태'를 말합니다.

◙ '마음'도 '생각'도 '얼'도 '정신'도 '영(靈)'의 상태를 말하는 것입니다.

❧ 명도:

◙ 같은 듯하면서 다른 듯하기도 하고, 그러면 '정신'은요?

♣ 정신(精神)

❧ 나 도인:

◙ '정신'도 곧 '영(靈)'입니다.(에베소서 1장 17절)

◙ 얘가 정신이 나갔나?. 정신, 좀 챙겨라.

◙ '저 사람은 좀 이상(정신이)하다.'라는 소리를 듣습니다. 그 사람의 영(靈)의 상태를 말합니다.

◙ 심하면,

◙ 저 사람, 정신이 '나갔다', '돌았다', '미쳤다'라는 표현과 함께 검지로 머리 주변에 동그라미를 그립니다. 현재 영의 상태를 말하는 것입니다.

◙ 길을 가다 보면 '어떤 사람'이 혼자서 허공에 대고 대화를 하는 것을 볼 수 있습니다.

◙ 통상적으로 사람들은 그 사람을 '미쳤다', '돌았다'라고 말을 합니다.
이것은 사람들 눈에는 보이지 않는 허공에 있는 '영(靈)'과 대화를 하는 것입니다. 영통.

◙ 머리가 너무 좋아서 그렇게 된 (미친) 사람도 있습니다. 보통 사람들 보

다, 더 나은 점이 있다면,

　◎ 보통 사람에게는 보이지 않지만, 영과 '영통'하고 있는 것입니다. 그러나 하급 영이 그를 지배하고 있는 것입니다. 하급 영을 몰아내고 높으신 영을 받아들이면 되는데, 영적 싸움을 해서 이겨야 합니다.

　◎ 이 영적 싸움은 전쟁과도 같습니다.

　한 사람의 몸에 두 가지 이상의 영(靈)이 서로 집(육, 몸)을 차지하려고 싸우는 것입니다. 사람으로서 이해하기 힘든 행동들을 합니다. 심하게 표현하면 '미쳤다'라고 하기도 하지만, 보통 신들린 사람이라고도 표현합니다. 그 신(神)이 '영(靈)'입니다. 어떤 신(神)이 들었느냐, 하는 겁니다. 사람마다 차이는 있지만, 신(神)이 들면, 특히 나쁜 신(영)이 들면⇒

　◆ 무섭게 변합니다.(영가 작용)

　◆ 이 신들린 사람에게는 장정 대여섯 명이 붙어도 힘으로는 이길 수 없습니다.

　◆ 엄청나게 큰 나무를 베어서, 혼자서 강을 건너서, 그 큰 나무를 끌고 오기도 합니다.(상상 그 이상)

　◆ 정말로 귀신같이 금방 여기에 있었는데 순식간에 산꼭대기에 가 있기도 합니다.

　◆ 자기 자신의 '전생'을 보기도 합니다.

　◆ 죽은 망자의 소리를 내기도 하고, 행동도 똑같이 하기도 합니다.

　◆ 어른이면서 아이들이 하는 소꿉장난을 아주 진지하게 하고 놀기도 합니다.

　◆ 평소엔 순하디순한, 착하디착한 사람으로 있다가 그 신(영靈)이 들면, '눈이 영'이라고 했듯이, 눈동자가 변하면서 과격해지기도 합니다.

　◆ 생전에 배우지도 않은 외국어로 말하기도 합니다.

　◆ 산바람이 났다고 해서 굿을 하기도 합니다.

◈ 천도 제를 지낼 수 없는 능력 없는 사람에게 천도 제를 지내기도 합니다. 많은 돈을 지불하고,

◈ 그래도 고칠 수 없어 정신병원으로 모십니다. 병원에서는 신경안정제로 조용히 잠을 재우기도 합니다.

◈ 몇 년이 지나고 괜찮다 싶어 퇴원을 시키면 또다시 반복됩니다. 모든 것이 '영가 작용'입니다.

◈ '신내림'을 받아야 한다는 말까지 듣게 됩니다.

◈ '신내림'을 받다가 실패를 하는 경우도, 있습니다. 신(영:靈)을 받다가 그 영적 싸움에서 지면, 본의 아니게(?) 또는 가족에 의해서(?) 정신병원에서 오랫동안 생활(?)하는 분도 있습니다.

(◆ 위 내용은 저자의 친형님께서 실제로 있었던 일들이며, 병원에서도 고칠 수 없는 병 아닌 병으로 인해 현재까지 '정신병원'에 계심을 전합니다.)

♣ 신내림

✿ 명도:

◘ 그럼 '신내림'이란 어떤 것을 말합니까?

✿ 나 도인:

◘ 신내림이란, 영(神)이 임해 오시는 것을 말합니다.

◘ 영(神)은 육 (몸)을 들어(통해) 역사하십니다.

◘ '건강한 육체에 건강한 영이 깃든다'는 말을 들어 보셨을 겁니다.

◘ 어떠한 영(神)이 임해 오시느냐가 중요합니다.

✿ 명도:

◘ 무속인에게 신 내리는 것, 신을 받는다는 것도 같은 이치입니까?

✤ 나 도인:

◘ 네, 맞습니다. 어떠한 영(신)이 '임해 오시느냐', 어떤 영(신)이 '오느냐'입니다.

◘ 어린아이가 올 때, 아이가 온다, 하지 아이가 오신다, 하지 않습니다.

◘ 어른이나 즉 선생님이 오실 때 '선생님이 오신다.'라고 하듯, 더 높으신 분이 오실 때는 '임하신다', '임해 오신다'라고 합니다. 물론, 어떤 사람은 (?), 야 야!

◘ '선생 온다'라고 말하는 사람도 있습니다만,

◘ 더 크신 영(신)이 오실 때, 임해 오신다고 하는 겁니다.

◘ 우리는 더 크신 영(神)을 맞이해야 합니다.

✤ 명도:

◘ 신내림 하면 무당, 무속인에게 하는 말 같은데, 무속인에게 신내림도 '영적 차원', '영적 계급', '영적 수준'같은 것이 있습니까?

✤ 나 도인:

◘ 네, 그렇습니다.

◘ 무속인에게는 크게 세 가지를 예를 들어 보겠습니다.

① 광신무

직접 빛을 받은 무속인을 말합니다. 광신 무는 작두 위에서 춤을 출 정도가 됩니다.

② 세습무

신을 모시고 있는 조상이 돌아가시고 나서, 그 신(영)을 물려받은 무속인을 말합니다.

③ 습득무

병원에 가도 병명도 없고, 시들시들하게 아프다가 무속인을 따라다니면서 무속인이 된 무속인을 말합니다.

이런 분들은 신내림을 받아서(즉, 영을 받아서) 무속인으로 생활합니다. 보통 사람들과 생활이 다릅니다. 몸주! 몸의 주인이 있으며, 그 몸에는 그 신(영)이 주관하고 있기 때문입니다. 어떤 신(영)을 받아들이느냐에 따라서 그 사람의 삶이 달라집니다.

✤ 명도:

◎ 무속인과 연예인들의 사주가 똑같다는 소리를 들어 본 적이 있는데 사실인가요?

✤ 나 도인:

◎ 사주는 운수를 점칠 때, 자료가 되는 해(년) 달(월) 날(일) 때(시)의 네 가지를 말합니다.

◎ 예를 들어 어떤 사람이 2019년 9월 19일 묘시(오전 5시~7시)에 태어났다면, 이 묘시에 즉, 2시간 동안에 태어난 사람은 같은 '시(時)'로 봅니다. 한날한시에 태어난 쌍둥이도 운명이 다른데, 2시간 동안에 태어난 사람의 운수를 똑같이 보기엔 정확성이 떨어집니다.

◎ 앞에서 말한 '무속인과 연예인들의 사주가 같다'라는 것은, 보통 사람보다 영적 능력이 뛰어난 것을 말하는 것입니다. 무속인도, 연예인도 그 일을 하실 때 영이 임해 오셔서 영(靈)이 육을 들어, 일을 하시기 때문에 그런 것입니다. 즉 '그분이 오셨다.'라는 것이지요. 우리는 크신 영(神)을 받아들여야 합니다. 하나님께서 아담에게, 노아에게, 아브라함에게, 모세에게 말씀이 육신이 되어 아들로 오신 예수님에게 임해 오신 것은 '최고의 영(靈)이 임해 오신 것'입니다.

※ 영(靈)은 육 (사람)을 들어 역사하십니다.

◎ 여러 무속인, 들에게 영(靈)이 임해 오신 것을 보면(점(占)을 보러 갔을 때), 아기 소리를 내는 무속인은 '아기 동자'라고 하며, 아기 때 죽은 영(靈)이

그 무속인에게 들어 역사하시는 것입니다. 어떤 책에 너희 아버지는 너희 아들로 환생했다, 라고 하는 부분이 있는데, 아버지의 영(靈)이 손자에게 들어가서 삶을 살 수 있는 것입니다.

◙ 윤회(輪廻, 불교 용어)라고 하며 '환생'이라고 표현하지만, 영(靈)이 육 (사람)을 들어 역사하시는 것이고, 우리는 이 부분을(특히, 할머니께서는 어쩜, 그렇게도 너희 할아버지 같을꼬! 하십니다. 그러면서, '피는 못 속인다'라고 말입니다) 보면 알 수 있습니다.

♠ 우리는 더 크신 영(神)을 받아들여야 합니다.

♠ 영(神)을 이해하셔야 합니다.

♠ 그래야 잡신이 얼씬거리지, 못 합니다. 사람들은 가끔 자기 자신의 영적 수준이 어느 정도인지 모르고 무속인에게 점(占)을 보기도 합니다.

◙ 어떤 점(占)집에 점을 보러 가면 무속인이 영(神)을 휘파람으로 부릅니다. 그런데 영(靈)이 오지 않아 접신이 안 될 때가 있습니다. 아무리 불러도 접신이 안 되어 무속인이 사주책을 보기도 하지만, 결국 오늘은 점괘가 나오지 않아서 점을 못 봐주겠고 그냥 가라고 하는 경우가 있습니다.

⚜ 명도:

◙ 저도 그런 경험이 있습니다. 왜 그런 겁니까?

⚜ 나 도인:

◙ 그 무속인이 모시는 영(靈)보다 점을 보러온 손님의 영(神)이 '영적 수준이 높은 줄을 이미 알고' 무속인에게 접신(接神) 할 수가 없었던 것입니다. '귀신같이 압니다.' 영(靈: 神)이니까요.

⚜ 명도:

◙ 신학(神學)을 가르치는 신학대학 교수님이나 신학박사님 같은 분과 무속인과는 어떤 차이가 있습니까?

❖ 나 도인:

◙ 문자나 글자로 가르치는 분은 박사님이라 할지라도 영(神)에 대해서는 영(神)과 직접 영통해 보신 분이 더 잘 아십니다.

◙ 영(靈)을 받고 싶다고 해서 받고, 받기 싫다고 해서 안 받는 것이 아닙니다.

◙ 죄를 짓게 하는 악한 신(마귀)이 있는 것입니다. 이것 또한 영(神)인데, 어떤 영(靈)이 들어오느냐! 입니다.

◙ 영(靈)은 육(사람)을 들어 역사하십니다.

◙ 믿지 못하시는 분도 있겠지만 성경(聖經)에서 보면 두 존재가 있습니다.

◙ 신앙을 한다고 해도 관심 없이한다면 이런 두 존재에 대해 잘 모릅니다.

◙ 창세기부터 비유한 두 그루의 나무(생명나무와 선악을 알게 하는 나무 선악나무)가 두 존재의 사람에 비유한 것입니다.

◙ 유일신(神)인 '창조주 하나님'과 '뱀'이라고 하는 '용'이라고 하는 '사탄, 마귀'라 하는 두 존재의 신(神)이 있었습니다.

◙ 유일신인 하나님의 피조물(범죄 한, 천사)이 왜? 대적하는 '사탄, 마귀신'이 되었는지 그 원인도 성경(聖經) 안에 답이 있습니다.

◙ 예수님의 열두제자 중에 '가룻 유다'가 있습니다.

그가 그냥 죄 행위(예수님을 판 행위)를 한 것이 아니라 하늘의 '사탄이 번개같이 떨어져 유다에게 들어간 것'입니다. 그러므로 사탄의 뜻을 유다가 행한 것입니다.

◙ 영(靈)은 육(사람)을 들어 역사하십니다.

◆ 자기 지위를 지키지 아니하고 자기 처소를 떠난 천사들입니다.(유다서 1장 6절)

◙ 그래서 하나님께서는

◈ '사랑하는 자들아, 영(靈)을 다 믿지 말고 오직 영들이 하나님께 속하였나 시험하라, 많은 거짓 선지자가 세상에 나왔음이니라.'(요한일서 4장 1절) 하셨습니다.

✤ 명도:

◘ 영(靈)을 어떻게 알 수 있습니까?

✤ 나 도인:

◘ 말을 들어 보면 알 수 있습니다.

◘ 세상에 속하여 세상 말을 듣는지, 하나님께 속하여 하나님을 아는 자의 말을 듣는지, '진리의 영'과 '미혹의 영'을 알 수 있다고 하셨습니다.(요한일서 4장 5~6절)

✱ 우리는 더 크신 신(영(靈))을 받아들여야 합니다.

◘ 신(神)을 받겠다고, 도인이 되겠다고 깊은 산 속으로 '도(道)'를 찾아 떠나는 사람이 많습니다.

◘ 저자 자신도 도(道)를 찾아 계룡산, 태백산, 마니산(참성단), 대구 팔공산, 지리산 삼성궁 등 많은 곳으로 다녔습니다. 그러나 그 '도(道)'는 육 적인 산에 있는 것이 아니었습니다. 신(神)을 받아 무속인으로 살지 않는 사람이라도 신(영)에 의해 생활이 힘든 사람들이 너무나 많았습니다.

◘ 어떤 영(神)을 받아서 살고 있는지, 어떤 영(靈)이, 지배를 하고 있는지 그 자체를 모르고 살고, 있는 사람들이 많습니다.

◘ 평소에는 남자가 새색시같이 참하고 얌전하다가 가령 술을 한잔하게 되면 180도로 바뀌는 사람이 있습니다. 술 때문이라고 덮어 주지만 그 사람의 영(靈)의 상태를 말해주는 것입니다.

◘ '영(靈)은 육 (사람)을 들어 역사하십니다.'

즉, 영혼이 육과 분리될 때(죽을 때) 그때 그 영(靈)이 어떤 상태였나 하는 것입니다.

◎ 그러니까, 한 창 때(처녀, 총각 때 죽었다면 그 영혼이 무엇이 필요했겠나 하는 것이죠) 그때의 육의 죽은 영혼이 살아있는 다른 육(몸)에 들어왔다면, 그때의 말(목소리)과 행동 그리고 눈빛이 그와 똑같습니다.

◎ 동자의 신(영)을 받았다면 점을 볼 때, 애기 목소리를 내는 것처럼 어떤 영(神)을 받고 사느냐 하는 것입니다. 어떤 영(神)이 육을 움직이고 있는가, 하는 것입니다.

✤ 명도:

◎ 그러면 귀신은 있습니까?

✤ 나 도인:

◎ 앞에서 말한 것과 같이 영(靈)이 신(神)이라 했듯이 표현을 그렇게 했을 뿐이지 귀신은 있습니다. 귀신은 '육에서 분리된 영혼'입니다.

◎ 어떤 A라는 한 사람이 있다면,

◎ 아들이 그 사람을 말할 때,
   저의 '아버지'라고 하고,

◎ 부인이 그 사람을 말할 때,
   저의 '남편'이라고 하고,

◎ 형이 그 사람을 말할 때는
   '내 동생'이라고 합니다.

◎ 우리 몸(육)에는 영(靈)과 혼(魂)이 살고 있습니다.

◎ 영혼이 육을 떠날 때(죽을 때) 육이 쇠약하여 더, 이상 이 집(육)에서 못 살겠다고 포기를 하면 영혼이 육을 떠나 영계 세계로 갑니다(죽음).

◎ 이 죽음을 우리는 '돌아가셨다'라고 합니다.

◉ 그러나 영혼이 육을 포기하지 않고, 죽을 준비가 되어 있지 않았는데,

◉ 아직 젊고, 더 살아야 하는데,

◉ 갑자기 살인을 당하거나, 교통사고로 객사를 하거나 했을 때, 그 영혼은 순간적으로 육에서 분리가 되었지만, 그 죽음을(영혼이 육과 분리됨을) 인정하고 싶지 않은 것입니다.

◉ 분하고, 억울해서.

◉ 각 사람의 영혼은 그 사람의 형상과 같습니다. 그러나 교통사고로 육이 망가졌다면, 그 영혼도 흉한 모습으로 되어 있습니다. 육에서 분리된 그 영혼(흉한 모습을)을 봤을 때 '귀신같다'라고 하는 것입니다.

◉ 귀신이 없다면, 처녀귀신, 총각귀신, 태자귀(아기귀신), 몽달귀신, 달걀귀신, 터귀신, 꼬리가 9개 달린 구미호(처녀귀신+여우귀신) 등등 이렇게 많은 귀신의 이름들이 나왔겠습니까?

✤ 명도:

◉ 귀신을 봤다는 사람도 있습니다. 사실일까요?

✤ 나 도인:

◉ 일반 사람에게는 잘 보이지 않지만 보이는 사람도 있습니다.

✤ 명도:

◉ 왜 나타나는 겁니까?

✤ 나 도인:

◉ 그 영혼(귀신)은 자기에게 해를 입힌 사람에게는 한을 품고 따라다니면서 괴롭히지만, 전혀 상관이 없는 사람에게 보이는 것은 그 영혼이 억울하게 죽었으니 도와달라고 나타나는 것입니다.

◉ 그러나 그 모습을 본 사람은 영통(영과 대화)할 수 없을뿐더러 '기(氣)'가 약해 기절'을 하기도 합니다. 이런 '영혼 세계'를 믿을 수 있습니까?

✤ 명도:

◎ 만약에 귀신을 보았다면, 어찌해야 합니까?

✤ 나 도인:

◎ 정신(영)을 바짝 차리고 '대화'를 해보세요. 어떤 억울함이 있어서 나에게 나타납니까? 하고, 내가 무엇을 도와주면 되겠습니까? 하고 물어보세요.

◎ 이 글을 읽을 때 머리가 쭈빗쭈빗 하십니까? 그렇다면 보이지 않는 영혼을 믿는 분이며 착한 영이며 착한 사람입니다.

✤ 명도:

◎ 이 보이지 않는 '영가 작용'으로 너무나 힘들게 사는 사람들이 많은 것 같습니다. 어떻게 해야 합니까?

✤ 나 도인:

◎ 최고의 신(神=하나님)과 함께한다면 잡신에서 그러니까 잡다한 영가 작용에서 벗어날 수 있습니다.

◎ '신내림'을 구체적으로 말을 하자면, 사람이라면 신(神)이 몸에 존재합니다. '정신이 있는 사람'이라면, '마음과 생각이 있는 사람'이라면, '얼(영)이 빠진, 정신이 나간, 사람이 아니라면', 이 모든 것이 '영(靈=神)'이기에 '영과 혼' 즉, '영혼이 있는 사람'이라면 '신(神)의 존재를 인정'해야 합니다.

◆ 영(靈)은 육(사람)을 들어 역사하십니다.
◆ 건강한 육체에 건강한 영(靈)이 깃듭니다.

◎ 어떤 영(神)은 육에 들어올 때(신내림을 받을 때)
◆ '내가 누구누구다 나를 모셔라'하고 들어옵니다. 아기 동자 일 수도 있고, 천신 도사라고 속이고 들어 올 수도 있고, 누구누구 장군이라고 하며 들어 올 수도 있습니다.

◘ 이승에 살 때, 내가 낸데, 내가 누군지 알아?

감히 나에게! 말이야! '감히 나를 뭘로 보고' 하던 사람이 죽으면, 그 영혼이 살아있는 육(肉)에 들어갈 때, 높은 영(靈)을 내세워 거짓말을 하고 들어갑니다.

◘ 그리고 대문 앞에 대나무를 세워 그의 존재를 알립니다. 하급 영(靈)의 잡신일 수도 있습니다.

◘ 평소에는 얌전하다가도 술을 한잔하면 영이 돌변하는 사람도 있습니다. 술을 마시지 않았을 때 신기할 정도로 착하고, 가정에 충실한 사람인데도, 여자 속옷을 훔치는 사람도 있습니다. 여자인 경우는 남자 속옷을 훔칠 수도 있습니다.

◘ 끊을 수 없는 도박(賭: 도박 도, 博: 넓을 박)을 하기도 하고, 도벽(盜: 도둑 도, 癖: 적병 벽)이 심해 몇 번을 잡혀 감옥생활을 해도 또 할 수도 있습니다.

◘ 암튼 이해하기 힘든 행동을 볼 수 있습니다.

이 모든 것이 '영(靈)'의 상태를 말합니다.

◘ 예를 들면,

◘ 내가 낸 데 하는 사람, 내가 누군지 알아? 내가 말이야!

감히 나를 뭘로 보고! 하는 사람들을 '꼰대'라고 했습니다.

◘ 이 '꼰대'라는 말은 프랑스어로 '콩테(백작)'이라는 말인데, 일제강점기 시절 나라를 팔아 매국노 짓을 한 (○○○) 같은 사람들이 일본으로부터 작위(爵位)를 수여 받고 스스로 '백작'이라고 하면서, '콩테'로 자칭하면서 다녔답니다.

◘ 사람들이 그 매국노 짓을 비난하면서⇒콩테! 콩테! 하면서, 일본식 발음으로 '꼰대, 꼰대 짓'이라고 한 것입니다.

◆ 팔에 '완장'을 하나 채워주어도, 내가 말이야 하면서 이렇게 생각과 마

음과 영(靈)이 '꼰대 짓'을 하는 사람도 있습니다. 이런 사람이 죽으면 그 영혼이 갈 데가 없어서 자기 자손에게 들어가면서 높은 신(神)이다. 즉, '천신이다', '장군 신이다'하면서 들어갑니다. 그러나 다른 자손에게는 들어가지 못합니다. 지켜주는 조상신이 있기 때문입니다.

◙ 이 또한 그 사람의 '영(靈)'의 상태를 말하는 것입니다.

◙ 무속인에게 접신(接神) 하는 것도 '신내림'이고,

◆ 아담에게, 노아에게, 아브라함에게, 모세에게,

◆ '성령으로 잉태하신 예수님'에게 임해 오신

◆ '최고의 영이신 하나님의 영(靈)'이

◆ 임해 오신 것도 '신내림'입니다.

◆ 즉 '영(靈)'이 임해 오신 것입니다. 최고의 영(靈)이

◆ 임해 오시기 위해서 자격을 갖추어야 합니다.

그러려면 영 치료사 영육 치료!

T: 0505—700—0675! 영육 치료!

♣ 우환(憂患)

⚜ 남동댁(저자의 모친):

◙ 도대체 우환이 무엇이고, 왜 있는 것입니까?

⚜ 나 도인:

◙ 사전적 용어로는 '가정에 병자가 있는 근심거리'라고 말할 수 있습니다만, 한 가정에서 겪는 우환 즉 '영가 작용'은 생각보다 엄청 심각할 수도 있습니다. 어떠한 일들이 있었습니까?

⚜ 남동댁:

◙ 저는 팔십 평생을 우환 속에 살아왔습니다. 일본에서 태어나서 13살에

한국으로 나와 16살에 시집을 왔습니다. 어느 유행가 가사처럼 이름도 몰라요, 성도 몰라~

❑ 얼굴도 모른 채 시집을 왔습니다. 의령에서 지수로 시집을 왔으니, 의령 댁으로 불려야 하는데, 왜 남동댁으로 불려야 했는지, 이유도 모르고 '남동댁'으로 평생을 살아가고 있습니다.

✿ 나 도인:

❑ 그 시절엔 여자가 시집을 오면 처음에 '새댁'으로 부르다가, 아이를 낳으면 호칭이 바뀌었습니다.

❑ 의령에서 시집을 왔다면 '의령댁', 그의 남편은 '의령양반'이 되고,

❑ 지수에서 시집오면 '지수댁', 남편은 '지수양반'

❑ 베트남에서 시집을 왔다면 '월남댁', 남편은 '월남양반'이라고 불려졌고,

❑ 한 동네에서 눈이 맞아 '알라가 생겨 어쩔 수 없이(?)' 결혼을 했다면 '본동 댁', 남편은 '본동 양반'으로 불려져 왔지요.

❑ 의령에서 시집을 왔는데 의령 댁이 아니고, 남동댁으로 불려진 사유가 있었겠지요.

✿ 남동댁:

❑ 의미도 모르고 불려져 왔고, 지금도 불려져 가고 있습니다.

✱ 남동댁! 남동띠! 라고,

✱ 저는 철없던 시절, 꽃다운 열여섯 살에 신랑 얼굴도 모르고 시집을 와서 시집살이가 시작되었습니다. 그때는 시집살이인지도 모르고 그렇게 살아야 하는가보다, 하고 살았습니다. 몇 년을 살아도 신랑과 함께 할 수 없었으며, 성실하고 착한 사람이라고만 알고 있었습니다. 신혼의 달콤함도 부부의 연도 맺기 전에 서방님은 군대에 가셨습니다. 그때는 군대에 갔다기보다, 군대에 잡혀갔다고 하는 것이 맞을 것 같습니다.

✱ 대한민국 남자라면 군대에 가야 했기에 무사히 건강하게 다녀오시길

바랐습니다. 하지만 3년 후, 건강한 모습으로 잘 다녀오시지 못했습니다. 손을 다쳐서, 그 다친 손에 동상까지 걸려서 제대를 하였습니다.

✳ 치료를 제대로 하지 못하여 점점 손이 썩어갔습니다. 손 전체가 썩어서 결국 손목을 잘라내야 했습니다. 서방님은 낫으로 자기 스스로 손목을 잘랐습니다.

❀ '평생 외팔'로 살았습니다.

❀ 나라에서도 아무 보상도, 원호 가족도 되지 못했습니다. 정말로 열심히 살았습니다. 외팔로, 양팔 가진 사람들과 똑같이 일을 하셨습니다. 하지만 점점 한계를 느꼈습니다.

❀ 급기야 먹지 않던 술에 의지하게 되었습니다. 힘든 하루하루를 술로써 위로하셨습니다.

❀ 술이 아니면 힘든 하루를 살 수가 없었나 봅니다.

❀ 훗날 '작은아들(저자)과 대화하는 것'을 들었습니다.

❀ '외팔로, 양팔 가진 사람들과 똑같이 일해서 일당을 받으려니 너무 힘들다. 너희 엄마가 너만큼은 고등학교에 보내려고 해서 보냈지만 너무 힘들다. 그래서 술기운으로 할 수밖에 없었다.'라며 이해해달라고 하시는 것이었습니다.'

❀ 작은아들은 하염없이 눈물을 흘렸습니다. 그때서야 술에 대한 '아버지의 마음'을 알았다고 합니다.

❀ 지금의 포클레인(굴삭기)이 하는 일을 그때는 사람이 삽을 가지고 했었습니다. 그때는 전기 불 도, 없었습니다.

❀ 그리고 유일한 일손이 소(牛)였습니다. 그래서 서방님은 소(牛)를 끔찍이 아끼고 사랑하셨습니다.

❀ 여름에는 풀(꼴이라고도 하였음)을 베어 먹여야 했고, 겨울에는 짚(여물)으로 소죽을 끓여서 먹여야 했습니다. 여름에는 풀을 베야 했고, 겨울에는 산에서 나무를 해야 했습니다. 사람은 굶어도 소는 굶기지 말아야 했습니다.

❀ 우리 집 착한 소(소의 눈을 자세히 보면, 정말! 정말! 착해 보임)는 늘 '희생'만 했습니다.

❀ 왜? 이렇게 착한 소(牛)가 '희생'만 해야 하나 생각해보니,

❀ '희생'이라는 글자의 희생 희(犧)자 와, 희생 생(牲)에는 모두 '소 우(牛)' 자

가 들어있었습니다.

※ 희생(犧牲)은 소(牛)처럼, 헌신(獻身)은 개(犬)처럼.⇨이상한 말(言) 같지만, 희생하는 소(牛)만큼 개(犬)는 헌신을 합니다.

※ 헌신(獻身)의 드릴 헌(獻)에는, 개 견(犬) 자가 들어있습니다.

※ 개(犬)의 헌신(獻身)은 몸과 마음을 바쳐 있는 힘을 다해 헌신(獻身)합니다.

※ 희생(犧牲)과 헌신(獻身)은, 보여주기 위해 알아주길 바라는 마음으로 하면 안 됩니다.

※ 늘 희생과 헌신만 한 착한 우리 소(牛)와 개(犬)를, 시장에 팔려고 했을 때 찬란한 슬픔을 느꼈습니다.

♠ 그런 와중에도 아이들은 생산이 되었습니다.

◆ 성실하고 착한 남편, 조 '만 자', '구 자'의 영혼을 거룩하신 창조주께서 지켜 보호하여 주시옵소서.

♣ ①첫째인 큰딸은 어릴 때부터 집안일을 도와야 했습니다. '소'라는 일꾼을 잘 먹이기 위해 여름에는 풀, 겨울에는 산에서 나무를 해야 했습니다.

◘ '우환'이라는 것이 자식들에게도 이어지는 것인가요? 그때는 산에 가서 나무를 해도 별로 할 것이 없었습니다. 벌거숭이 산이라서.

◘ 큰딸이 어린 나이에 산에서 나무를 하다가, 소나무에 올라가서 가지를 치다가 떨어졌습니다. 머리가 먼저 떨어지면서 뇌에 큰 손상이 있었고 피를 너무 많이 흘렸습니다. 정상인으로 살지 못했습니다. 그 당시는 병원에도 갈 수 없었고, 된장(?)으로 피가 더 나지 않게 하는 수밖에 없었습니다. 학교에는 다니지도 못 하고.

◙ 하늘의 뜻인지는 모르지만, 한쪽 팔이 없는 아버지를 도와 집안일을 열심히 했었습니다.

◙ 60살이 넘은 지금도 천진난만한 어린아이 같은 밝은 모습(?)으로 '엄마! 잘 있나?' 하고 안부 전화를 자주 합니다.

❋ 큰딸! 고맙다. 미안하다. 그리고 사랑한다!

♣ ②둘째인 큰아들은 태어날 때부터 안 될 것 같아 애장 준비를 하였습니다.

애장 (아기 장례식)을 하려고(그때의 애장은 흰 단지에 넣어 산에 돌로 무덤을 만들었음)

◙ 흰 단지에 넣어 흰 보자기로 싸서 방 윗목에 놓고, 아이들 오촌 당숙과 동네 어른들 몇 분이 오셔서 산에 갈 준비를 하였습니다. 모두 '삿갓'을 쓰고 있었습니다.

◙ 그때는 돌이 지나야 출생신고를 했었고, 안 될 것 같은 큰아들을 애장하러 산으로 가는 도중 울음소리가 나서 다시 집으로 돌아오게 되었습니다.

❋ (사실 이 과정은 남동댁, 저 자신은, 기억을 하지 못합니다. 그러나 이 생생한 기억을 태어나지도 않았는데 셋째인 둘째 아들이 기억하고 있었습니다. 둘째 아들의 기억을 적었습니다.)

◙ 그러함에도 불구하고 큰아들은 건강하게 잘 자랐습니다.

◙ 국민 (초등)학교를 졸업하고, 형편이 어려워 1년을 쉬고(가사 일을 돕고) 1년 후에 중학교를 다녔습니다. 중학교를 졸업하고, 고교진학은 접어두고 가정형편상 마산(馬山)에서 직장을 다녀야 했습니다. 체육고교를 가고 싶어 했던 큰아들은 직장을 다니면서 틈틈이 유도와 복싱, 레슬링 운동을 했습니다.

◙ 그리고 군대에 갔습니다. 논산 훈련소에서 서울 시경의 전투경찰에 차출되어 갔습니다. 그 당시 하나같이 '있는 집안'의 동기생들뿐이었다고 했습니다. 그런데 소위 말하는 아는 사람 한 사람 없고, 빽도, 없고, 학력도 중졸인데 어떻게, 서울시경에, 근무를, 했는지, 큰아들 자신도 이해가 안 된다

고 했습니다. 군대 시절에는 대통령님을 지낸 분의 장관 시절 때, 상(賞)도 받은 적이 있습니다.

◎ 큰아들은 군 복무를 잘 마치고 결혼도 하고 아이도 있었습니다.

◎ 그러나 예비군 훈련 때 일이 터졌습니다.

◎ 예비군 훈련 도중, 쉬는 시간에 어떤 놈이,

◎ '전경도 군인 이가?' 하더랍니다. (얼마나 '조뺑이' 쳤는데 싶기도 하고, 휴일 날 너희 들 쉬고 있을 때, 비상 걸려서 최루탄 가스 마셔가면서 목숨 걸고 전투경찰 36개월을 근무했는 데… 씨~발!)

◎ 홧김에, 그 말에 못 참아서 한판 붙었답니다. 그때 여러 명에게 집단 폭 행(?)을 당했고, 머리를 심하게 맞았다고 합니다. 그 이후로 생각들이 나지 않고 이상해졌다고 합니다.

◎ 그때부터 60살이 넘은 지금까지 '정신병원에서 생활 중'입니다.

◎ 앞에 '정신'부분에 언급한 그 장본인이기도 합니다. 또 큰아들에게 돌아 가신 큰아버지의 신(영)이 든 것 같기도 했습니다.

◎ 6·25 전쟁 때, 남편이 밤에 친형님(조 만 자, 유 자)과 같이 있었는데 그 방에 폭탄이 떨어져 형님은 돌아가시고 혼자 살아나셨다고 합니다. 조 '만 자' '유 자'의 영혼을 거룩하신 창조주께서 보살펴 주시옵소서.

♣ ③셋째인 둘째 아들은(저자) 영적인 부분에 관심이 많았습니다. 태어나 기 전에 일들을 생생하게 기억하고 있고, 날아다니면서 사람들을 치료하러 다니기도 하는 꿈을 꾸기도 했답니다.

◎ 하늘 일하는데, 부족함이 없도록 도와주시옵소서!

※ 셋째인, 둘째 아들이 생시보다 더 생생한 꿈과 영이 만난 기억 들을 세 가지 정도 알아보겠습니다.〈과학적으로도 증명할 수 없는 부분입니다.〉

❋ 첫 번째:

❋ 태어나기 전의 둘째 아들 (차남)이, 큰아들(장남)출생 때의 애장(장례식)을 본 것입니다. 너무나 생생하게.

그때 당시는 아이가 태어나면 바로 출생신고를 하지 않았습니다. 시골에서는 대부분 1년 후, 돌이 지나서야 출생신고를 했습니다. 동네 이장님께서 대신 출생신고를 해주실 때도 있었습니다.(십 리도 넘는 산길로 걸어서)

❋ 두 번째:

❋ 초가집에 불이 난 것을 생생하게 본 것입니다. 집에(초가집) 불이 나서 다른 곳으로 이사를 간 사람이 있었습니다. 동네 사람들은 불이 나서 이사 간 사실은 알고 있지만 왜 불이 났는지는 아무 사람도 모르고 있습니다. 그 사실을 생생하게 본 것은 이러합니다.

❋ 부엌에 나무를 두는 공간도 있고, 아궁이와 나무가 있는 곳과의 거리는 3~4미터 정도입니다. 나무가 어떻게 아궁이에 들어가 불이 났을까? 입니다.

❋ 시골에서 키우는 닭을 자세히 보면, 닭은 먹이를 찾을 때 양발로 땅을 헤집습니다. 닭이 아궁이를 뒤로한 채 땅을 헤집으면 나무 부스러기가 아궁이 쪽으로 가게 됩니다. 아궁이 쪽에서 불이 붙어 나무를 재여 놓은 곳까지 불이 붙어 초가집이 홀랑 다 탔습니다. 사람들은 집에 불이 나서 이사를 간 것은 아는데 닭이 그렇게 했다는 것은 모릅니다.

❋ 저자가 그런 말을 하면, 동네 어른들은 맞기는 맞는데, 네가 태어나기 전인데 어떻게 그것을 아느냐 합니다. 저자는 누구에게 들은 것이 아니라, 닭이 그렇게 해 놓고, 닭은 피하고 나무에 불이 붙어 초가집까지 불타는 과정을 너무도 생생하게 보았으며,

❋ 양손을 쬐며 야! 불땀 좋다 하면서, 타는 과정을 생생하게 보면서, 몸

앞면 부분이 화력으로 인해 뜨거운 느낌까지 생생하게 느꼈습니다.

※ 세 번째:

※ 신기한 일

'나 도인'은 '순교한 영혼, 순영 씨'를 만나기 위해 여행을 떠납니다. 떠난 지 4일째. 외딴곳에서 부부가 살고 있는 어떤 집으로 들어갔습니다. 세 사람은 서로 아는 사이였습니다. 부인은 옛날 첫사랑의 여자였고, 싫어서 헤어진 것이 아니라 인연이라는 것이 두 사람을 묶지 못한 것 같습니다. 그리고 부인의 남편은 친구였습니다.

※ 부인은 남편이 두 사람 사이를 알면, 곤란할 것 같아서

※ 나 도인을 보고, 안면이 조금 있는 것 같은데 라고.

◆ (그러나 무언으로 우리 사이를 말하지 마세요. 하는 것 같았습니다.)

※ 네. 저도 안면이 있는 것 같은데 잘 모르겠습니다. 했는데

※ 눈치 빠른 남편의 생각은 이런 곳에서 저의 부인을 어떻게 알까? 궁금해 했습니다.

※ 부인은 남편의 눈치를 보며 이런저런 얘기를 하다가 두 부부가 암호로 대화를 하는 것이었습니다. 부인은 옛정을 생각해서인지.

문제①

✤ 부인:

※ 人良卜一(인량복일)이요? 하니,

✤ 남편:

※ 月月이 山山(월월이 산산)커든, 하네요.

✤ 나 도인: (속으로 웃기고 있네, 하면서)

✖ 丁口竹天(정구죽천)이라 하고 집을 나왔습니다. 무슨 뜻일까요?

✖ 나 도인은 걸어 걸어 깊은 산 속으로 들어갔습니다. 밤이 깊은 줄도 모르고 걸었는데,

✖ 오두막집이 한 채 나왔습니다. 헛간이라도 좋으니 하룻밤만 쉬어가려고 주인을 찾았습니다. 하얀 (소복)을 입은 '눈부시게 아름다운 여인'이 나와서 헛간을 사용하도록 허락해 주었습니다.

✖ 잠시 후 '눈부시게 아름다운 여인(순교한 영혼)'이 밥상을 차려왔습니다.

문제②

✖ 밥상에 하얀 쌀밥과 생선고기가 있었습니다.

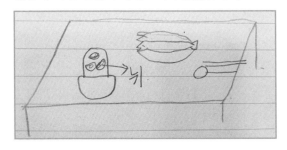

쌀밥에는 눈에 보이도록 '뉘가 세 개'씩이나 보였습니다. 치우지도 않고 뭔가를 말하고 있는 것 같았습니다. 무슨 뜻일까요? 그래서,

문제③

※ 나 도인은 밥을 먹고 이렇게 답을 했습니다.
무슨 뜻일까요?

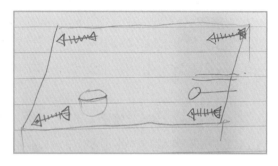

※ 다음 날 아침에,
이 답을 보고, '눈부시게 아름다운 여인'(순교한 영혼=순영)이
나 도인에게 와서 큰 절을, 했습니다. 왜? 일까요?
※ 그리고 오늘 밤은 안방에서 자고, 내일 가시라고 했습니다.
그래서 하룻밤을 잘(?) 보냈고, 다음 날 아침, 눈부시게 아름다운 여인이
(순교한 영혼=순영) 쪽지를 주었습니다.

※그 쪽지에는

문제④
※ 國無成: 국무성,
※ 木入門: 목입문 하면,
※ 二日 二時: 2일 2시요.
라고 적혀있었습니다. 무슨 뜻일까요?

※ 나 도인이, 답을 했습니다.

문제⑤

※ 三口에 有點: 삼구에 유점하니

※ 牛頭에 不出: 우두에 불출이라.

※ 라고 답을 하고 그 집을 떠나왔습니다.

※ 하지만 몇 날 며칠 일이 손에 잡히지 아니하고 머릿속엔 온통 그 여인으로 가득 차 있었습니다.

※ 더 이상, 참을 수가 없어서 당장 그곳으로 갔습니다. 하지만 그곳엔 아무것도 없었습니다. 흔적조차도. 그 순교한 영혼은 어디로 갔을까요?

보고 싶어요! 순영 씨!

①번부터 ⑤번까지 '문제의 답을 아시는 분'은 사례하겠습니다.

※ (여기까지. 셋째의 둘째아들)

♣ ④~⑤

※ 넷째, 다섯째인 '천사 같은 쌍둥이', 두 아들은 태어나서 일 년도 안 되어 영혼이 세상을 떠났습니다.

※ 돌도 되기 전에 말은 못 해도 엄마의 소리를 듣고, 엄마를 알아보고 스마일 배지 같은 웃음을 보일 그 즈음에 '천사 같은 쌍둥이는 함께' 세상을 떠났습니다.

※ 죽어가는 자식을 보고 부모로서 할 수 있는 것이 아무것도 없다는 것을 깨달았습니다.

※ 사람의 생명을 누가 주관하시는지? 왜? 태어나서 일 년도 안 되어 천사 같은 쌍둥이의 영혼을 데려가시는지?

※ 오만가지 생각이 났지만 할 수 있는 것이 눈물 흘리는 것 외에는 아무것도 할 수가 없었습니다. 아무것도.

※ 생명을 주관하시는 거룩하신 분이시여. 이 천사 같은 쌍둥이 쌍 현, 쌍호 두 영혼을 품어주시옵소서.

♣ ⑥

※ 여섯째인 셋째아들은 순하디 순한 착한 아들입니다.

※ 좋게 말해서 착하고, 달리 말해서 어리숙하고,

※ 50이 넘은 나이에 결혼도 안 하고,

※ 세상 물정 모르는, 이 착한 아들은

※ 길에서 도(道)를 아십니까? 하는 사람들과 함께 사라졌습니다.

※ 없는 돈, 있는 돈 한 보따리 들고.

※ 제 갈 길을 간다고 하지만 허무한 곳에서 종노릇 하지 않기를 바랄 뿐입니다.

♣ ⑦

일곱째인 둘째 딸은 혼자서 아들 둘을 키우고 있습니다.

※ 이렇게 힘들게 사는 자녀들을 거룩하신 창조주께서 지켜 보호하여 주시옵소서.

♣ 나 도인:

※ 하나님은 다윗을 통해 시편에

◆ 사람이 흑암과 사망의 그늘에 앉으며 곤고와 쇠사슬에 매임은 하나님의 말씀을 거역하며 지존자의 뜻을 멸시함이라.(시편 107편 10~11절) 라고 하셨습니다.

✤ 남동댁:

※ 네? 하나님의 말씀?

✤ 나 도인:

◆ 그러므로 수고로 저희 마음을 낮추셨으니 저희가 엎드려져도 돕는 자가 없었도다. 이에 저희가 그 근심 중에 여호와께 부르짖으매, 그 고통에서 구원하시되(시편 107편 12~13절) 라고 하셨습니다.

✤ 나 도인:

※ 그러니까 고통에서 구원, 받으시려면 여호와께 부르짖으세요.

✤ 남동댁:

※ 여호와?

✤ 나 도인:

◆ 이에 저희가 그 근심 중에서 여호와께 부르짖으매 그 고통에서 구원하시되, 저가 그 말씀을 보내어 저희를 고치사 위경에서 건지 시는도다.(시편 107편 19~20절) 하셨습니다.

✤ 남동댁:

※ 말씀? 여호와?

✤ 나 도인:

◆ 하나님은 죽이기도 하며 살리기도 하며, 상하게도 하며 낫게도 하나니, 내 손에서 능히 건질 자 없도다.(신명기 32장 39절) 하시며,

◉ 여호와는 죽이기도 하시고 살리기도 하시며 음부에 내리게도 하시고 올리기도 하시는도다. 여호와는 가난하게도 하시고 부하게도 하시며 낮추기도 하시고 높이기도 하시는도다. 가난한 자를 진토에서 일으키시며 빈핍한 자를 거름더미에서 드사 귀족들과 함께 앉게 하시며 영광의 위를 차지하게 하시는도다. 땅의 기둥들은 여호와의 것이라 여호와께서 세계를 그 위에 세우셨도다.(사무엘상 2장 6~8절) 하셨습니다.

✤ 남동댁:

✲ '하늘이 치료하지 못할 상처는 없다'라는 말이 생각이 나는군요!

♣ 내 (다/잘) 안다

내 다 안다. 내 잘 안다.

◙ 얼마나 알아야 다~ 안다고, 잘~ 안다고 할 수 있을까요?

◙ 다 알고, 잘 알고, 있는 말 중에 여자들이 '늑대 같은 남자'라는 말을 자주 사용합니다.

◙ 국어사전에 늑대는 개 과의 짐승, 개 또는 이리와 비슷하며, 성질이 사나워 작은 동물을 잡아먹으며 사람을 해치기도 한다고 기록되어 있습니다.

◙ 늑대 같은 남자는 흔히들 늑대 같은 놈이라는 욕을 할 때 많이 사용하는 것 같습니다.

◙ 늑대 같은 놈은⇨이기적이고, 자기 욕심만 챙기는 남자를 말하는 것 같은데, 왜? 늑대에, 비유를 했을까요?

◙ 늑대에 대해 잘 알고 하는 말일까요?

◙ 그러나 늑대는요.

◙ 평생 한 마리의 암컷만을 사랑한다고 합니다.

◙ 늑대는, 사냥을 하면 암컷과 새끼에게 먼저 먹을 것을 양보한다고 합니

다.

❂ 늑대는 자신의 짝과 새끼를 위해 목숨까지 바쳐 싸우는 유일한 포유류라 합니다.

❂ 늑대는 제일 약한 상대가 아닌 제일 강한 상대를 선택해 싸운다고 합니다.

❂ 늑대는 독립한 후에도 종종 부모를 찾아가서 인사를 한다고 합니다(사람보다 나음)

❂ 늑대는 인간이 먼저 괴롭히지 않는 한, 인간을 먼저 공격하지 않는다고 합니다.

◐◑ 남자들이 늑대만큼만 살아도 여자를 절대 울릴 일이 없을 것 같습니다. 그러니까 여자는 '늑대 같은 놈'이라고 욕을 할 것이 아니라, '늑대 같은 님'을 만나야 할 것 같습니다. 늑대에 대해 얼마나 아시나요?

♣ X─Mas(엑스 마스!)

◐◑ 내 잘 안다. 다 안다?!

♣ 명도:

❂ 크리스마스를 왜? 엑스 마스(X─mas)라고 합니까?

♣ 나 도인:

❂ 12월 25일을 '성탄절'이라고 기념하고는 있지만, 12월 25일이 예수님 탄생일인지 확실히 모르기 때문에 X─mas(엑스 마스)라고 합니다.

❂ 예수님 탄생은!

아브라함이 있기 전부터 자신이 있었다고 하셨습니다.(요한복음 8장 58절)

이 땅에 육신을 입고 태어나신 것을 기념하는 날입니다.

예수님은 성경을 이루시기 위해 베들레헴에서 태어나셨고, 이후 애굽으로

가셨습니다.(미가서 5장 2절, 이사야 7장 14절, 호세아 11장 1절)

예수님 탄생일을 알지 못함이 아니요, 알리지 아니한 것입니다.

마태복음 2장에서 본봐 예수님 탄생 당시, 헤롯왕이 동방박사들의 말을 듣고, 왕으로 나신 예수님을 죽이기 위해 베들레헴과 그 모든 지경의 두 살 아래 남자아이를 다 죽이라고 했습니다.

허나 하나님은 그 전에 하나님의 아들 예수님을 애굽으로 피난시키셨으며, 헤롯왕이 죽은 후 예수님을 이스라엘로 들어오게 하신 것입니다. 해서 예수님의 탄생일을 감춘 것입니다. 그 후 4세기부터 로마 가톨릭 교회에서 12월 25일을 예수님의 탄생일로 정한 것일 뿐, 실제 탄생일은 아닙니다.

✤ 명도:

◘ 12월 25일은 성탄절이라고, 다 그렇게 알고 있지 않습니까?

✤ 나 도인:

◘ 12월 25일이 성탄절이라고 다 그렇게 알고 그날(12월 25일)을 기념하고는 있지만, 그날(12월 25일)이 예수님 탄생일은 아닙니다.

✤ 명도:

◘ 왜 그렇습니까?

✤ 나 도인:

◘ 예수님께서 '아브라함이 나기 전부터 내가 있느니라.'라고 하신 말씀이 믿어지십니까?

◘ 성경에 기록된 대로 태어나시고, 성경에 기록된 대로 우리 죄를 위하여 죽으시고, 성경에 기록된 대로 사흘 만에 다시 살아나신(고린도전서 15장 3~4절)

◘ 예수님이 이 땅에 오셔서, 하나님을 믿고 있는 아브라함의 자손이라고 하는 자들에게, 예수님께서 내가 하나님께로 나서 왔음이라.

◙ 나는 스스로 온 것이 아니요, 아버지께서 나를 보내신 것이니라 하시고,

◙ 내가 진리를 말하므로, 너희가 나를 믿지 아니하는도다 하시니,

◙ 하나님을 믿는다고 하는 유대인들이 예수님을 '귀신 들린 사람'이라고 했습니다.

◙ 예수님께 진실로 진실로 너희에게 이르노니

◙ 사람이 내 말을 지키면

◙ 죽음을 영원히 보지 아니하리라 하시니

◙ 유대인들은 '귀신 들린 사람이 맞네.'

◙ 아브라함 선지자들도 죽었거늘, 너는(예수님) 이미 죽은 우리 조상, 아브라함보다 크냐 하니

◙ 예수님은 너희 조상 아브라함은 나의 때, 본 것을, 즐거워하다가 보고 기뻐하였느니라. 하시니

◙ 유대인들이 네가 아직 50살도 못 되었는데, 아브라함을 보았느냐, 하니

◙ 예수님께서 진실로 진실로 너희에게 이르노니, 아브라함이 나기 전부터 내가 있느니라 하시니

◙ 저희가(유대인) 돌을 들어 치려 하였습니다.(요한복음 8장 42절~58절)

◐◑ 성경대로 이루어지니까

◐◑ 성경대로 믿어야 하지 않겠습니까?

✜ 나 도인:

◙ 예수님의 탄생은 이러합니다.

◙ 이라크의 갈대아 우르에서 하나님의 부르심을 받고 이스라엘 나라, 가나안 땅으로 오게 된 아브라함과 다윗의 자손 야곱은 마리아의 남편 요셉을

낳았고, 마리아에게서 '그리스도라 칭하는 예수'가 나십니다.

◘ 예수님의 모친 마리아가 요셉과 정혼하고 동거하기 전에 성령(聖靈)으로 잉태하게 됩니다.

◘ 남편 요셉은 처녀가 아이를 배다니, 하고 가만히 끊고자 하고, 이 일을 생각하고 있을 때에, 주의 사자(천사)가 꿈에 나타나셔서, 다윗의 자손 요셉아, 네 아내 마리아 데려오기를 무서워 말라, 저에게 잉태된 자는 성령(聖靈)으로 된 것이라.

◘ 아들을 낳으리니 이름은 '예수'라 하라. 이는 그가 '자기 백성을 저희 죄에서 구원할 자 이심이라'하니라. 이 모든 일의 된 것은 주께서 선지자로 하신 말씀을 이루려 하심이니. 가라사대 보라 처녀가 잉태하여 아들을 낳을 것이요. 그 이름을 임마누엘이라 하리라.

◘ 이 말은 '하나님이 우리와 함께 계시다'함이라. 요셉이 잠을 깨어 일어나서 주의 사자(천사)의 본부대로 행하여 그 아내를 데려와서 아들을 낳기까지 동침치 아니하더니 낳으매 이름을 '예수'라 하니라.(마태복음 1장 18~25절)

◘ 이사야 선지자에게도 주께서, 예언을 하셨습니다.

◆ 처녀가 잉태하여 아들을 낳을 것이요. 그 이름을 임마누엘, 이라 하리라.(이사야 7장 14절)

◘ 아기 예수가 태어나고 나서 주의 사자(천사)가 요셉의 꿈에 나타나시어, 헤롯왕이 아기를 찾아 죽이려 하니 일어나 아기와 그의 모친을 데리고 애굽으로 피하여 내가 네게 이르기까지 거기 있으라 하시니, 요셉이 일어나서 밤에 아기와 그의 모친을 데리고 애굽으로 떠나가 헤롯왕이 죽기까지 애굽에 있었으니, 이는 주께서 선지자로 말씀하신바 애굽에서 내 아들을 불렀다 함을 이루려 하심이니라(마태복음 2장 13절~15절)

◘ 성경에는 예수님 탄생에 대해서는 자세히 설명되어 있지만, '탄생 날짜'는 기록되어 있지 않습니다.

◘ 그래서 X—mas(엑스 마스)로 하고, 12월 25일을 '성탄절로 기념하는 것 뿐'입니다.

◘ 초림 때 예수님은

◘ 성경에 기록된 대로 태어나시고,

◘ 성경에 기록된 대로 사역하시고,

◘ 성경에 기록된 대로 우리 죄를 위하여 죽으시고,

◘ 성경에 기록된 대로 사흘 만에 부활하신 분입니다.(고린도전서 15장 3~4절)

◘ 처녀의 몸에서 탄생하실 거라는 이사야 선지자께서 예언하시고(이사야 7장 14절)

◘ 요셉과 정혼하고 동거하기 전에 처녀인 마리아에게서 성령으로 잉태되어, 하나님이 우리와 함께 계시다 함의 뜻인 임마누엘이라는 타이틀을 가지고, 백성을 저희 죄에서 구원할 예수님이 탄생하십니다.(마태복음 1장 18~23절)

◘ 그리고 이스라엘이 아닌 베들레헴에서 이스라엘을 다스릴 자가 태어날 것이라는, '미가 선지자'께서 예언하시고(미가서 5장 2절)

◘ 예언하신 대로 아기 예수를 죽이려고 하는 헤롯왕을 피해 베들레헴에서 탄생하십니다.

◘ 성경에 기록된 예언대로 갈릴리에서 사역하실 거라는 이사야 선지자의 예언대로 갈릴리에서 사역하시고(이사야 9장 1~2절)

◘ 세례요한의 잡힘을 들으시고 비로소 갈릴리에서 회개하라 천국이 가까웠느니라. 라고 전파하십니다(마태복음 4장 12~17절)

◘ 그리고 공의로우며, 구원을 베풀며, 겸손하여서 나귀 새끼를 타고 예루살렘에 입성하신다는, '선지자 스가랴의 예언'대로(스가랴 9장 9절)

◘ 예수께서 나귀 새끼를 타시고 예루살렘에 입성하시니 따르는 무리들이 호산나 하며 주의 이름으로 오시는 이여. 하고 맞이합니다(마태복음 21장 1~9절)

◘ 성경에 기록된 예언대로 죽으심도 제자의 배반으로,

◙ 나의 신뢰하는바 내 떡을 먹던 나의 가까운 친구도 나를 대적하여 그 발꿈치를 들었나이다.(시편 41편 9절) 라고 예언하시고,

◙ 마귀가 벌써 시몬의 아들 가룟 유다의 마음에 예수를 팔려는 생각을 넣었더니(요한복음 13장 2절)

◙ 예수님께서 내가 나의 택한 자들이 누구인지 앎이라. 그러나 내 떡을 먹는 자가 내게 발꿈치를 들었다 한 성경을 응하게 하려는 것이니라(요한복음 13장 18절)

◙ 예수께서 대답하시되 내가 한 조각을 찍어다가 주는 자가 그니라 하시고 곧 한 조각을 찍으셔 다가 가룟 시몬의 아들 유다를 주시니(요한복음 13장 26절)

◙ 성경에 기록된 예언대로 죽으심도 알고 계셨고,

◙ 성경에 기록된 예언대로 부활하심도, 예수님의 그림자 적인 요나를 하나님께서 예비하신 큰 물고기로 요나를 삼키어, 삼일 심야를 물고기 배 속에 있었던 것처럼(요나서 1장 17절)

◙ 요나가 밤낮 사흘을 큰 물고기 뱃속에 있었던 것같이, 인자도 밤낮 사흘을 땅속에 있으리라, 하신 말씀처럼 선지자 요나의 표적을 보였습니다.(마태복음 12장 39~40절)

◙ 성경의 예언대로 인자가 죄인의 손에 넘기어 십자가에 못 박히고 제 삼일에 다시 살아나야 하리라 하셨느니라한대(누가복음 24장 7절) 하신 예언대로 부활하셨습니다.

◙ 성경에 기록된 예언대로 처녀의 몸에서 태어나시고 죽으시고 부활하신 이 모든 것은 2천 년 전의 일이고, 더욱! 중요한 것은 오늘날 '예수님의 재림'을 알아야 합니다.

◙ 초림 때, 예수님은 '마리아'라는 육체에서 태어났지만, 사람의 씨로 나

지 않고, '하나님의 씨(성령)'로 태어나는 것이 '목적'이고, 하나님의 아들 예수 님에게 하나님의 성령이 임해 오셨고, 이것이 '삼위일체(성부, 성자, 성령)' 예수님 안에 일체가 된 것이고,

◙ 재림 때는 예수님도 하나님과 같이 '영'으로 계시니까 같은 영의 존재인 '개체'입니다.

◙ '재림 때'는 '하나님'과 '천국'과 '예수님'이 '누구누구에게 오신다는 것'이 '목적'입니다.

✤ 명도:

◙ '누구누구'라는 분이 '누구?'십니까?

✤ 나 도인:

◙ 예수님 초림 때는 성경(聖經)에 기록된 예언대로 처녀의 몸에서 태어나 시고, 아기 예수를 죽이려는 헤롯왕을 피해 베들레헴에서 탄생하시고, 애굽 으로 도망을 가야 하는 것이 구약성경에 약속되어 있습니다.

◙ 예수님 재림 때는 '성경(聖經)에 태어난다는 말'은 없고, '이기는 것이 목 적'이기에 '이기면' 오신다고 하셨습니다.

✤ 명도:

◙ 이긴다는 것은 상대가 있어야 하는 것 아닙니까?

✤ 나 도인:

◙ 맞습니다. 하나님의 목적이 대적자를 끝내고 하나님이 통치하시는 것 이 '목적'이기 때문에 '이긴 자'를 택하신 거죠. 즉, '약속의 목자'입니다. 재림 때는 하나님과 천국과 예수님이 '이긴 자'와 함께 하신다고 하셨습니다.

✤ 명도:

◙ '이긴 자'를 어떻게 알 수 있습니까?

✪ 보혜사!

✤ 나 도인:

✪ 예수님께서 하나님께 구하셔서 영원토록 함께 하실 '또 다른 보혜사'를 보내 주신답니다.

(요한복음 14장 16절) (보혜사: 은혜로 보호하는 스승)

✪ 하나님 아버지께서 예수님 이름으로 보내실 성령(보혜사)께서 너희에게 모든 것을 가르치시고, 너희에게 말한 모든 것을 생각나게 하시리라(요한복음 14장 26절) 하셨습니다.

✪ 예수님께서는 아버지 하나님의 새 이름으로 오셨고(요한복음 5장 43절)

✪ 재림 때, 보내 주시겠다고 약속하신 목자는 하늘에서 오시는 '보혜사 성령'은 예수님의 새 이름으로 오십니다.(요한복음 14장 26절)

✪ 이 땅에 한 목자를 택하여 하나님의 말씀을 대언하게 하시므로 '약속의 목자는 보혜사 성령의 대언자'가 되십니다.

✪ 내가 알고 있는 것과(말씀) 다르다. 하면서 성경(聖經)을 믿지 않으신다면, 아무 상관없는 말(대답)이 될 수 있겠죠?

✪ 그리고 약속의 목자 '이긴 자'는

✪ 계시록 22장 16절에 예수님이 교회들을 위해 예수님의 사자를 보내어 계시록 전장의 사건을 증거 하게 하는 자이며,

✪ 계시록 2장~3장에 '예수님의 대언의 편지를 보낸 자'이며,

✪ 요한계시록 4장에 '하늘 영계에 가셨다가 이후에 마땅히 될 일을 보고 오신 자'이며(영(靈)으로 갔다 오심)

✪ 계시록 12장에 '짐승과 싸워 이긴 자'이며

✪ 계시록 22장에 '요한계시록 전장의 사건을 다 보고 교회들에게 보냄을 받은 자'입니다.

✪ 이기면 모든 것을 가지고, 지면 모든 것을 잃는다고 하셨습니다.

✤ 명도:

◙ 이기면 어떤 것을 얻게 됩니까?

✤ 나 도인:

◙ 예수님께서 '이기는 그에게'는 하나님의 '낙원에 있는 생명나무의 과실을 주어, 먹게 하고'(요한계시록 2장 7절)

◙ '생명의 면류관'을 주며(요한계시록 2장 10절)

◙ '둘째 사망의 해를 받지 아니하고'(요한계시록 2장 11절)

◙ '감추었던 만나'를 주며(계시록 2장 17절)

◙ 또 '흰 돌'을 주며(계시록 2장 17절)

◕◕ 그들 위에 새 이름을 기록한 것이 있나니,

◕◕ 받는 자밖에는 그 이름을 알 사람이 없느니라.

◙ 그리고 '만국을 다스리는 철장 권세'를 주며(계시록 2장 28절)

◙ 이기는 자는 '흰옷'을 입을 것이며(요한계시록 3장 5절)

◙ 그 이름을 생명책에서 반드시 흐리지 아니하고, 그 이름을 내 아버지 앞과 그 천사들 앞에서 시인하리라.(요한계시록 3장 5절)

◙ 그리고 이기는 자는 하나님 성전에 기둥이 되게 하고(요한계시록 3장 12절)

◙ 하나님의 이름, 예수님의 이름, 새 예루살렘의 이름을 기록하게 하며(요한계시록 3장 12절)

◙ 이기는 그에게는 내가(예수님이) 내(예수님) 보좌에 함께 앉게 하여 주기를 내가 이기고 아버지 보좌에 함께 앉은 것과 같이, 하리라.(요한계시록 3장 21절) 라고 하셨습니다.

◙ 권불십년(權不十年)이라고 했는데, 권세가 십 년을 가지 못 한다는, 뜻으

로 권력은 영원하지 못함을 말하는 것인데, 하나의 나라도 아니고 만국을 다스리는 철장(쇠로 만든 지팡이) 권세를 주신다고 하심.

◎ 일곱 번이나(요한계시록 2~3장) 귀 있는 자는 성령이 교회들에게 하시는 말씀을 들을 찌어다.(요한계시록 3장 22절)라고 하셨습니다.

※ 세상에 귀 없는 자가 어디 있습니까? 하나님의 말씀을 '들을 귀'를 말하는 것입니다.

✤ 명도
◎ 이긴 자에게 하나님과 천국과 예수님이 함께 하신다고 하셨는데, 다들 죽어서 천국 가고 지옥 가고 하는 걸로 알고 있지 않습니까?
✤ 나 도인:
◎ 사람이 죽어서 천국에 간다면 이 힘든 세상 빨리 죽어서 천국 가면 되지 않겠습니까?
그러나 천국은 죽어서 하늘나라 천국에 가는 것이 아닙니다. 예수님께서는 씨와 천국과 천국 비밀에 대하여 제자를 통해 비유로 설명해주셨습니다.

♠ 씨와 천국 비밀

◎ 씨의 비유는
◆ 이 비유는 이러하니라, '씨'는 '하나님의 말씀'이요(누가복음 8장 11절)
◆ 좋은 씨를 뿌리는 이는 인자요⇨(예수님) 밭은 세상이요. 좋은 씨는 천국의 아들들이요. 가라지는 악한 자의 아들들이요. 가라지를 심은 원수는 마귀요. 추수 때는 세상 끝이요. 추수꾼은 천사들이니(마태복음 13장 37절~39절) 라고 하셨습니다.

◆ 길가 밭에 씨를 뿌리면 밟히며, 공중의 새들이 와서 먹어버리고.

◆ 길가 밭 같은 사람의 마음에 말씀을 전하면 말씀을 들은 자니, 이에 마귀가 와서 그들로 믿어 구원을 얻지 못하게 하려고 말씀을 그 마음에서 빼앗는 것이요.

◆ 돌, 바위 밭에 씨를 뿌리면 났다가 습기가 없으므로 말라 버리고,

◆ 돌, 바위 같은 사람의 마음에 말씀을 전하면, 말씀을 들을 때에 기쁨으로 받으나 뿌리가 없어 잠깐 믿다가 시험을 받을 때나 환난이나 핍박이 일어나는 때에는 넘어지는 자며 배반하는 자요.

◆ 가시 떨기 밭에 씨를 뿌리면, 가시가 함께 자라서 기운을 막아 버리고,

◆ 가시 떨기 밭 같은 사람의 마음에 말씀을 전하면, 말씀을 들은 자니 지내는 중 이생의 염려와 재리(금전 적인 것)와 일락(편한 즐거움)과 유혹에 기운이 막혀 온전히 결실치 못하는 자요.

◆ 먹고 살기도 힘들어 죽겠는데 신앙은 무슨 신앙? 하고, 힘들어할 때가 많이 있습니다. 하나님은 사람에게 능력을 주실 때 믿음을 보십니다. '네가 그래도 믿고 따라올래?' 하시면서.

◆ 좋은 땅(밭)에 씨를 뿌리면 백배의 결실을 하고, 좋은 땅(밭) 같은 사람의 마음에 말씀을 전하면, 말씀을 듣고 깨닫는 자니 착하고 좋은 마음으로 말씀을 듣고 지키어 인내로 결실하는 자 니라(마태복음 13장 18~23절 누가복음 8장 5~15절)라고 하셨습니다.

◆ 씨를 뿌리는 시기, 즉 때와 장소가 있습니다.

영적(성경)으로는 하나님께 예레미야 선지자에게 두 가지 씨를 뿌릴 것이라고 예언하시고, 예수님 초림 때 씨를 뿌리십니다. 재림 때에는 예수님이 뿌린 씨를 거두는 추수를 하게 됩니다. 씨를 뿌린 장소는 밭(田)으로 비유하셨고 밭은 '사람의 마음'입니다.(고린도전서 3장 9절)

◈ 육적(세상적)으로도 '씨'를 뿌리는 때와 장소가 있습니다.

◈ 육적인 씨는(식물) 밭(田)에 뿌려집니다. 뿌려지는 시기도 다릅니다. 24절기에 맞는 씨를 뿌려야, 때에 따른 열매를 추수할 수 있습니다.

◈ 사람도 씨(氏)를 뿌리는 시기가 있고, 씨(氏)를 뿌리는 밭(사람)이 정해져 있습니다.

◈ 사람이 씨(氏)를 뿌리는 시기는 남녀관계의 여자가 씨(氏)를 받는 날입니다.

※ 女(계집 녀)+氏(성 씨, 씨앗 씨)+日(날 일)

(여자가)⇨(씨, 정자를)⇨(받는 날)

※ 婚⇨(혼인할 혼)⇨이 날이 '씨를 받는 날, 혼인날'입니다.

※ 남자의 씨(氏, 정자)가 여자의 자궁(아기 집)에 들어가는 것을 씨(氏: 씨앗 씨)⇨입(入: 들 입)⇨씨 입, 즉 '씹'이라고 표현합니다.

◙ 인간의 '씹'은 종족 번식을 위한 행위이며, 동물이든 식물이든 씨(씨앗)가 들어가는 것은 '생명'을 탄생시키는 아주 고귀한 것입니다.

◙ 사람은 혼인으로 인해 '씨 뿌릴 곳'과 '누구의 씨를 받을 것인지' 정해집니다. 그렇지 않고,

◙ 여자가 여러 사람의 씨(氏)를 받는다면, 창기, 창녀라고 하고

◙ 남자도 자기 밭이 아닌 다른 밭에 즉 다른 사람에게 씨를 뿌리면, 씨가 잘 못 들어갔다, 라고 해서,

◙ 그릇될 오, 잘못 오⇨(誤)+들 입⇨(入).

◙ '오입'이라고 합니다.

※ '씨(氏)'를 받은 자!

◎ '현명조'라는 사람의 가정에 자녀가 4명이 있습니다.

이 4명의 자녀만이, 현명조 씨를 '아버지'라고 부를 수 있습니다. 바로 '현명조 씨의 씨(氏: 성 씨, 씨앗 씨)'를 받았기 때문입니다.

◎ 옆집에 사는 친구인 김 씨(氏: 씨앗 씨)의 아들이 '아버지'라고 부를 수는 '절대로 없습니다.'

◎ '옆집 아저씨'라고 불러야 합니다.

◎ 육적인 아버지도 '씨(氏)를 받은 자'만이 '아버지'라고 부를 수 있듯이,

◎ 영적인 아버지도 씨=말씀(누가복음 8장 11절)을 받은 자만이 '하나님 아버지'라고 부를 수 있습니다.

❀ 명도:

◎ 그러면 ('씨')=말씀이 없으면 '하나님 아저씨'라고 불러야 합니까?

❀ 나 도인:

◎ 씨⇒(말씀)를 받지 않았는데, 어떻게 '아버지'라 부릅니까?

◎ 지극히 당연한 일인데, 씨⇒(말씀)도 없으면서,

◎ 성경도 하나님의 뜻도 모르면서, 교회 다니니까, 하나님을 믿으니까, 무조건! '하나님 아버지'라고 부릅니다.

◎ 하나님이 자녀로 생각하실까요? 너무나!

◎ 너무나도, '자기중심적'입니다. 자기중심적!

◆ 보이는 예를 하나 들어 보겠습니다.

◆ '현명조 씨'의 생일날, 옆집에 사는, 어릴 때부터 친구인 '김 씨(氏) 가족'을 초대했습니다.

◆ '현명조 씨'와 '김 씨'는 어릴 때부터 절친이면서, 보이지 않는 경쟁 아닌 경쟁을 하면서 살아 왔습니다. 〈선의의 경쟁임〉 비슷한 시기에 결혼하였고,

◉ 현명조 씨가 첫째 아이 딸을 낳았을 때,

◉ 김 씨는 첫째아들을 낳았습니다.

◉ 현명조 씨가 둘째 아이 첫아들을 낳았을 때,

◉ 김 씨는 둘째 아이 첫딸을 낳았습니다.

◉ 현명조 씨가 셋째는 딸을, 넷째는 아들을 낳았을 때,

◉ 김 씨는 셋째는 아들을, 넷째는 딸을 낳았습니다.

◉ 두 부인이 다섯째를 임신했을 때, 공교롭게도 두 부인이, 유산을 했습니다.

◉ 현명조 씨와 김 씨는 똑같이 4명씩의 자녀를 가졌고, 현재 식구는 6명씩이고, 유산된 아이까지 합치면 7명씩입니다. 두 식구를 합치면 12명이고, 유산된 천사까지 합치면 14명입니다. 두 가족은 24시간 함께 있어도 불편함 없이 늘 즐거웠습니다.

◉ 몇 년 후, 현명조 씨가 정원이 있는 넓은 집으로 이사(24)를 했는데, 친구인 김 씨도 정원이 있는 넓은 집, 옆집으로 이사(24)를 왔습니다.

◉ 두 부부네 사람이 만난 지도 24년이나 되었습니다. 상상만 해도 두 친구는 멋진 삶을 살고 있었습니다. 다정다감하게 즐겁게, 말입니다.

◉ 어느 날, '현명조 씨' 생일날, '김 씨 가족'을 초대했습니다.

◉ 두 식구가 다 모인 자리에서, 김 씨의 큰아들(장남)이 폭탄 발언을 합니다.

⚜ 김 씨의 장남:

◙ 제가 '현명조 아저씨'를 '아버지'라고 부르고 싶어요!

⚜ 현명조 씨의 큰딸:

◙ 너, 무슨 소리고? 돌았나? 라고 했지만, (갑자기 분위기가 조용해졌습니다.)

✤ 김 씨의 장남: (좀 더 진지하게)

◙ 현명조 아저씨! 제가 '아버지'라고 불러도 되죠? (누군가 뭐라고 해야 하는데 아무도 말하는 이가 없었습니다.)

✤ 김 씨의 장남:

◙ 어릴 때부터 변함없는 저의 마음이었습니다. 현명조 아저씨를 꼭! '아버지'라고 부르고 싶었습니다.

◈ 이제부터 '아버지!'라고 부르겠습니다.

◈ 아버지! 라고 불렀습니다.

◈ 저는 누가 뭐래도 아저씨를 '아버지'라고 부르겠습니다, 라고 말을 하였습니다.

◙ 얼빠진 사람처럼 김 씨는 자기 부인과 친구 현명조 씨 얼굴을 번갈아 보았습니다.

◙ 현명조 씨 부인도 자기 남편과 김 씨의 부인 얼굴을 번갈아 보았습니다.

✤ 나 도인:

◈ 어디까지 상상하십니까?

◙ 큰일 날 상상을 하고 계시네요. 이토록 씨(氏)가 중요합니다.

◙ 육적인 씨(氏)처럼 영적인 씨=(말씀)도 말입니다.

◙ 하나님의 씨=(말씀, 누가복음 8장 11절)를 받은 자가 '하나님의 자녀'가 되며 '하나님'을 '아버지'라 부를 수 있습니다.

♠ 성경(聖經) 말씀을 알아야 합니다.

◈ 자기 땅에 오매 자기 백성이 영접하지 아니하였으나 영접하는 자 곧 그

이름을 믿는 자들에게는 하나님의 자녀가 되는 권세를 주셨으니 이는 혈통으로나 육정으로나 사람의 뜻으로 나지 아니하고 오직 하나님께 로부터, 난 자들이니라.(요한복음 1장 11~13절)

◆ 또 우리 육체의 아버지가 우리를 징계하여도 공경하였거든 하물며 모든 영의 아버지께 더욱 복종하여 살려 하지 않겠느냐.(히브리서 12장 9절)

◆ 저희는 잠시 자기의 뜻대로 우리를 징계하였거니와 오직 하나님은 우리의 유익을 위하여 그의 거룩하심에 참여케 하시느니라.(히브리서 12장 10절)

◆ 씨는 제 밭에 뿌려야 하듯 하나님의 씨=말씀(누가복음 8장 11절)은 사람의 마음에 뿌려져야 하며, 말씀을 받은 사람은 마음에 새겨야 합니다.

◆ 육의 씨(氏)도, 영의 씨(말씀)도 중요합니다.

◘ 씨(말씀)를 뿌리는데 듣는 사람(밭)이 어떻게 받아들이느냐가 중요합니다.

◆ 이 세상에서 가장 아름다운 것이 무엇일까요?

◘ 이 글을 읽고 계시는 선생님은 무엇이라고 생각하십니까?〈글 읽기를 잠시 멈추시고 이 세상에서 가장 아름다운 것이 과연 무엇일까? 라고 생각해보시는 분도 있겠습니다.〉

◘ 어느 경시대회(?)에서

◘ '이 세상에서 가장 아름다운 것이 무엇일까?'라는 대회에서 수많은 참가자가 있었습니다.

◘ 이 세상에는 아름다운 것이 얼마나 많습니까? 그 많은 아름다운 것들 중에,

◘ 1등을 한 것은 어느 초등학생의 '우리 엄마의 미소'였다고 합니다.

◘ 1등을 1등이라고 단정하기는 어려움이 있습니다.(보는 관점에 따라 달라질 수

있으니까요)

◎ 그러나 이 세상에서 가장 '깨끗한 것'은 무엇일까? 라는 말에는 단정 지을 수 있는 것이 있습니다.

✤ 명도:

◎ 그것이 무엇입니까?

✤ 나 도인:

◎ 이 세상에서 가장 깨끗한 것은 '아침 이슬'이라고 합니다.

◆ 세상에서 가장 깨끗하다고 하는 이 아침이슬을 '독사가 먹으면 독(毒)'이 되고, '사슴이 먹으면 녹용(鹿茸: 보혈 강장제)'이 됩니다.

◎ 가장 깨끗하다고 하는 이 아침이슬을 먹고 '누가 어떻게' 소화하느냐, 입니다.

◆ 잘하기를 바라는 마음에서 '잘해라'라는 말을 어떤 '권력 있는 사람'이 말하면,

◆ 정신이 번쩍 드는 '정신'으로 들립니다. 그러나 '밑에 사람이' 진심을 담아 똑같은 뜻으로, 똑같은 마음으로 말해도 절대로 '정신'으로 들리지 않습니다.

◆ '네가, 뭔데'로 들립니다.

◆ 관계성에 따라 차이가 있을 수 있지만, 이 또한 씨(말씀)를 뿌리는 사람과 씨를 받는 밭(사람의 마음)에 따라 달라질 수 있습니다.

◆ 하나님께서는 하나님의 법을 저희 생각에 두고 저희 마음에 기록하라고(히브리서 8장 10절) 하셨습니다.

◆ 사람이나 식물의 '씨앗에는 생명'이 존재해 있습니다.

◆ 씨가 밭에 뿌려져서 생명의 씨가 자라서 큰 나무가 되어 열매를 맺고,

공중의 새가 깃들어, 노래를 한다고 합니다.

♠ 천국 비밀

※ 그리고 '천국의 비밀'에 대해서는

◑ 천국은 '좋은 씨를 제 밭에 뿌린 사람' 같다고 하셨습니다.(마태복음 13장 24절)

◑ 천국은 겨자씨 한 알, 작은 씨를 심어 큰 나무가 되매 공중의 새들이 와서 깃든다고 하셨습니다.(마태복음 13장 31~32절)

✤ 명도:

♠ 이 나무가 크리스마스 때 장식하는 그 '크리스마스트리(나무)'입니까?

✤ 나 도인:

♠ 성경(聖經)에는 많은 나무가 나오지만, 크게 두 가지 나무를 들 수 있습니다.

♠ 매년 크리스마스트리(나무)에 의미도 모르고 장식만 할 것이 아니라, 나무의 의미 즉 '생명나무'를 알아야 합니다(살기 위해서 말입니다.)

♠ 생명나무와 선악나무

◙ 창세기 2장 9절에 보면, 동산 가운데 생명나무와 선악을 알게 하는 나무가 나옵니다.

◑ 동산 각종 나무의 실과는 네가 임의로 먹되 선악을 알게 하는 나무의 실과는 먹지 말라. 네가 먹는 날에는 정녕 죽으리라.(창세기 2장 16~17절)라고

하셨습니다.

◈ 하나님이 지으신 들짐승 중에 '가장 간교한 뱀'이 여자(하와)에게 미혹을 합니다.

◙ 먹지 말라, 먹으면 죽는다, 했는데도 뱀은 여자에게 그걸 먹는 날에는 눈이 밝아 하나님 같이 된다고 하면서 미혹합니다. 여자가 그 나무를 본 즉 먹음직도 하고 보암직도 하고 지혜롭게 할 만큼 탐스럽기도 한 나무인지라 여자(하와)가 그 실과를 따먹고 자기와 함께 한 남편(아담)에게도 주매 그도 먹은지라.(창세기 3장 1~6절)

◈ 호세아 선지자에게 말씀하신 것처럼 아담처럼 언약을 어기고 거기서 내게 패역을 행 하였느니라.(호세아 6장 7절)

◙ 하신 말씀처럼 택하신 아담과 언약을 했지만, 선악과를 먹음으로 아담이 배도 하게 됩니다.

◙ 선악과를 먹은 아담이 생명나무 실과도 따먹고 영생할까 하노라 해서, 하나님께서는 아담과 하와를 에덴동산에서 쫓아내게 하십니다.(창세기 3장 22~23절)

◙ 여기서 생명나무와 생명나무의 실과, 선악을 알게 하는 나무 즉 선악나무와 선악과를 문자대로 산에 사는 나무와 열매로 보면 안 됩니다.

◙ 사람을 나무에 비유했다는 사실을 알아야 합니다.

◙ '생명나무와 선악나무의 실체'를 알아야 합니다.

◙ 생명나무는 '하나님의 목자'입니다.

◙ 선악나무는 배도하고 사탄의 목자가 된 사람입니다. 그리고 선악과는 사탄의 말, 비 진리, 또는 사탄의 비 진리의 말로 열매가 된 '마귀의 아들'입니다.

◙ 예수님은 요한복음 15장 1절에 나는 참 포도나무요 라고 하셨습니다.

그리고

　◎ 하나님은 이사야 5장에 극상품 포도나무를 심었는데 들 포도를 맺혔도다, 하셨습니다.

　◎ 들 포도가 무엇일까요?

　◎ 창세기 3장에 하와를 미혹한, 하나님이 지으신 가장 간교한 들 뱀을 생각해봐야 합니다. 그리고

　◎ 요한계시록 17장 18장에 음행의 포도주를 생각해봐야 합니다.

　※ '가장 큰 병'은 성경(聖經)을 모르는 것입니다.

　◆ 천국은 여자가 가루 서 말, 속에, 갖다 넣어 전부 부풀게 한 누룩과 같다고 하셨습니다.(마태복음 13장 33절)

　✤ 명도:

　◎ 막걸리 담글 때, 그 누룩이요?

　✤ 나 도인:

　◎ 네. 변화되는 것을 말합니다. 즉, 누룩은 '교훈의 말씀'입니다.

　◆ 천국은 밭에 감춘 '보화'와 같다고 하셨습니다.(마태복음 13장 44절)

　◆ 사람이 이를 발견한 후, 숨겨두고 기뻐하여 돌아가서 자기의 소유를 다 팔아 그 밭을 산다고 하셨습니다.

　◆ 또 천국은 좋은 '진주'를 구하는 장사와 같다고 하셨습니다.(마태복음 13장 45절)

　◆ 또 천국은 바다에, 치고, 각종 물고기를 모는 '그물'과 같다고 하셨습니다.(마태복음 13장 47절)

　◎ 그물에 가득하매 물가로 끌어내고 앉아서 좋은 것은 그릇에 담고, 못된 것은 내어 버리느니라.

◙ 세상 끝에도 이러하리라 천사들이 와서 의인 중에서 악인을 갈라내어 풀무 불에 던져 넣으리니 거기서 울며 이를 갊이 있으리라.(마태복음 13절 48~50절) 하셨습니다.

✤ 명도:

◙ 세상 끝이요?

✤ 나 도인:

◗ 추수 때는 세상 끝이요, 추수꾼은 천사들이니(마태복음 13장 39절)

◗ 그때의 의인들은 자기 아버지 나라에서 해와 같이 빛나리라. 귀 있는 자는 들으라.(마태복음 13장 43절)

◙ 천국은 영계의 천국과 이 땅의 천국이 있습니다. 성경(聖經)이 말하는 실체가 나타나면 배도 자와 멸망자와 구원자가 나타남으로 계시 말씀의 주인이 됩니다.

◗ 천국의 제자 된 자는 새것과 옛것을 그 곳간에서 내어오는 집주인과 같다고 하셨습니다.(마태복음 13장 52절)

◙ 옛것은 '구약'이고, 새것은 '신약'이며, 곳간은 '성경 말씀'입니다.

◙ 집주인은 '하나님과 예수님과 약속의 목자'입니다.

◙ 천국은 죽어서 하늘나라 가는 것으로 믿었지만 그게 아닙니다.

◙ 천국은 하나님의 씨로 나야 하고

◙ 추수되어야 하고

◙ 성경 말씀으로 인을 맞아야 하고

◙ 하나님 나라로 창조되어야 하고

◙ 영과 육체가 하나가 되어야,

◙ 첫째 부활에 참 예할 수 있습니다.

◙ 하나님의 목적인 용(龍)을 잡아 가두고

◙ 하나님이 통치하셔야 천국에 임하게 됩니다.

◙ 천국 비밀 비유를 알지 못하면 죄 사함 못 받고 외인이 됩니다.

◙ 지금의 때는 비사가 아닌 밝히 알리는 때입니다.

◙ 지금은 추수 때입니다.

◙ 추수되어 간 자는 천국의 아들들

◙ 추수되지 못하고 밭에 남은 자는 마귀의 아들들입니다.

◙ 약속대로 믿고 구원받는 자가 되어야 합니다.

◙ 하나님께서 보내신 약속의 목자와 함께 하는 것이 천국에 갈 수 있습니다. 영은 육(사람)을 들어 역사하십니다.

◆ 아담의 배도로 노아를 세웠을 때에는, 노아와 함께해야 했습니다. 노아의 아들의 죄로, 아브라함을 택했을 때, 아브라함과 함께 해야 했습니다.

✿ 명도:

◙ 왜요?

✿ 나 도인:

◙ 하나님이 함께 하시니까요.

◙ 예수님이 오셨을 때, 예수님과 함께해야 했었고,

◙ 예수님이 가시고 예수님 재림 때는

◙ 하나님과 천국과 예수님이 함께 하시는

◙ '약속의 목자, 이긴 자'와 함께 해야 천국에 갈 수 있습니다.

◙ 그러나 쉬운 것만이 아닙니다.

◙ 마귀라는 존재가 있기 때문에 마귀와 싸워 이겨야 합니다.

◙ 이것이 '영적 전쟁'입니다.

✿ 명도:

◙ 도대체 '마귀'는 무엇이며, 어떻게 알 수 있습니까?

❧ 나 도인:

◆ 마귀는!

◆ 요한계시록 20장 2절에 '용'을 잡으니, 곧 옛 '뱀'이요, '마귀'요, '사탄'이라 했습니다.

◆ 이 뱀이 창세기 3장에 나오는 여자(하와)에게

◆ 선악과를 먹으면 죽지 않는다. 하나님 같이 된다, 라고 거짓말로 미혹한 뱀이요. 사탄이요. 마귀입니다. 하는 일에 따라 명칭이 다를 뿐, 한 존재인 용(龍)입니다.

◆ 선악과는 과일이 아니라 '비 진리'입니다.

◆ 이사야 선지자에게도 말씀하신 아침의 아들 계명성이 뭇 별 위에 보좌를 높이고, 지극히 높은 자와 비길려고 하는 자이며(이사야 14장 2~14절)

◆ 큰 용이 내어 쫓기니, 옛 뱀 곧 마귀라고도 하고 사탄이라고도 하는 온 천하를 꾀는 자, 땅으로 내어 쫓기니 그의 사자들도 저와 함께 내어 쫓기니라.(요한계시록 12장 9절)

◆ 에스겔 28장에 사람인, 두로 왕에게 들어간 영을 말하며, 완전한 인이었고, 지혜가 충족하였고, 각종 보석으로 단장해 온전히 아름다웠습니다. 옛적에 하나님의 동산 에덴에 있었으며 불의와 교만으로 하나님의 산에서 쫓겨난 자, 배도 한 뱀이요. 용(龍)입니다.

◙ 우리가 알고 있는 12지(十二支) 동물 중에 유일하게 용(龍)은 상상의 동물이며, 거대한 뱀의 형상을 하고 있으며, 용(龍)을 신격화하여 초자연적인 능력을, 가지고 있다고 믿고 있습니다.〈절대로 절대로 아님〉

◆ 현재 이 시간 이 책을 읽고 계시는 선생님!

선생님께서는 용(龍)을 보셨습니까? 용을 보지는 못했지만, 그냥 믿고 싶습니까? 용(龍)은 상상의 동물로서 문명이나 지역에 따라 다르지만, 거대한 뱀의 형상을 하고 있고, 초자연적인 능력을 지니고 있다고 믿고 있습니다.⇨ 선생님도(?)

◆우리나라 설화에는 뱀(巳)이 500년을 살면 '이무기'가 되고, 이 이무기가 500년을 물에서 살면 용(龍)이 되어 하늘로 올라간다고 전해지고 있습니다. 믿어지십니까?

그럼, 용(龍)을 잡으니 곧 옛 뱀이요. 마귀요. 사탄이라(요한계시록 20장 2절) 하셨습니다. 믿어지십니까?

◆ 이집트나 유럽에서는 뱀과 용이 죽음과 파괴의 힘을 상징하는 존재로 여기고 있습니다. 그러나 우리나라에서는 용(龍)을 왕(王)을 상징하기도 합니다. '권력과 힘을 뜻'하며 비를 불러 천둥과 번개를 치며 하늘에 오른다고 믿고 있습니다. '임금을 나타내는 모든 것'에는 용(龍) 그림이 도배를 한 것 같이 용(龍) 그림이 천지삐까리(?)입니다.(TV 사극 드라마를 눈여겨보십시오.)

◆ 상상의 동물로서 거대한 뱀의 형상을 하고 있는,

◆ 용(龍)을 신성한 능력을 지닌,

● 상서로운 존재로 믿거나

◆ 성경에서 말한 용(龍)을 잡으니 곧

◆ '옛 뱀이요 마귀요 사탄'이라는

♠ 진리를 믿거나

◆ 두 가지입니다.

◎ '진리'와 '비 진리'를 분별할 수 있는 판단 능력에 달려 있는 것입니다.

◆ 이것이 바로 어떤 '영(靈)'이 그 사람을 지배하고 있는가 하는 것입니다.

◘ 그리고, 구름이 서에서 일어나면 소나기가 오고, 남풍이 불면 심히 더우리라 하고, 너희가 천지의 기상은 분별할 줄 알면서, 어찌 이 시대는 분변치 못하느냐(누가복음 12장 54~56절) 하시고,

◘ 또 어찌하여 옳은 것을 스스로 판단치 아니하느냐.(누가복음 12장 57절)라고 하셨습니다.

◙ 용(龍)이라는 노+ㅁ은

● 머리는 낙타 같고, 사슴뿔을 하고 있으며

● 눈은 토끼 눈 같고, 소의 귀를 하고 있고

● 몸통은 뱀이고, 배는 큰 조개 모양, 같고

● 잉어의 비늘을 하고 있고

● 매의 발톱을 하고 있으며

● 호랑이 주먹을 하고 있고, 긴 수염이 있고

● 입안에는 구슬이 있으며

● (구슬: 여의주⇨이 여의주를 얻으면 무엇이든 뜻하는 대로 만들어 낼 수 있다고 믿고 있음)

● 가시가 달린 꼬리를 하고 있고, 날개가 없는데도,

● 하늘을 날아다니는 존재로 묘사되고 있습니다.

◙ 이 사탄, 마귀 용(龍)이 세상을 사탄의 세상으로 뒤집어 놨습니다.

✤ 명도:

◘ 어떻게요?

✤ 나 도인:

◘ 천지를 조성하신 천하만국의 유일하신 하나님이(이사야 37장 16절)

◘ 천지 만물을 창조하시고, 천하 만물을 다스렸지만,

◘ 하나님이 만드신 피조물 중 한

● 신(神)=(천사 장)이 욕심과 교만으로,

● 하나님 자리를 차지하려고 대적 질을 하다가 쫓겨나 사탄, 마귀가 되었습니다.

● 용(龍)을 잡으니, 옛 뱀이요 마귀요, 사탄이라(요한계시록 20장 2절)

● 큰 용이 내어 쫓기니 옛 뱀 곧 마귀라고도 하고,

● 사탄이라고도 하는 온 천하를 꾀는 자라 땅으로

● 내어 쫓기니 그의 사자들도 저와 함께 내어 쫓기니라.(요한계시록 20장 9절)

● 세상 모든 것에는, 사탄, 마귀를 상징하는

● 용(龍)자와 용(龍) 그림으로 가득 차 있습니다.

● 용(龍)이 세상 권세를 잡고 있기, 때문에

● 용(龍)의 지배를 받고 있었습니다.

● 용(龍)이 사탄, 마귀인지도 모르고

● 문자, 한자를 만드는 학자들도

● 용(龍)의 지배를 받고 있는지

● 용(龍)을 숭배의 대상으로 알고

● 한자도 그렇게 만들어 놓았습니다.

◙ 한자로 예를 들어 보면

◙ 한자는 특수성이 있어 하나의 글자, 문자에 여러 가지 뜻이 있습니다.

◙ 한 일(一) 자는 음은 같지만, 뜻이 여러 가지입니다.(하나, 처음, 으뜸, 제일, 첫 번째, 우두머리 등등)

◙ '보일 시(示)'자는 '하늘 신 기'자 이기도 합니다.

◙ '하늘 신 기(示)'는 하늘의 으뜸이신 신(神) 곧,

◙ 하나님을 뜻합니다.

◙ 하늘(하나님)을 펴 보이다, 라고 하는 한자는

神(천신 신, 신령 신)⇒示(하늘 신, 하나님)+申(펼 신)

◙ 하나님(示)을 알려주다, 라는 뜻의 한자가 거룩한 신(神), 천신 신(神)입니다.

◙ 하늘의 신(神)의 천신은⇒天神(하늘 천, 천신 신) 이렇게 되고,

● 귀신 신의 귀신은⇒鬼(귀신 귀), 魖(귀신 신)이라고 써야 하는데,

● 귀신(鬼魖을 귀신(鬼神)으로 잘못 쓰고 있습니다.(국어사전에도 이렇게 잘못 기록되어 있습니다.)

◙ 사탄, 마귀에 속한 자들뿐만 아니라,

◙ 한자 사전에도, 학교에서도, 한자 박사님들도 잘못 가르치는 것이 됩니다. 사탄이 세상을 차지하고 있기 때문입니다.

◙ 이것뿐만이 아닙니다.

◙ 宗(으뜸 종)=宀(갓머리, 움집 면)+示(볼시, 천신 기, 하늘 신 기)= 집, 남자, 하늘을 뜻합니다.

◙ 종(宗: 으뜸 종)은 하늘에 계신 하늘(宀)을 뜻합니다.

● 그리고 특히 '총'자라는 한자를 보면,

● 총(寵)= 갓머리(宀)에 용 룡(龍)자 입니다.

● 용(龍)이 '갓'을 쓰고 있는 모양인데,

● 이 한자는 '교만할 총'자 입니다.

● 그러나 한자 사전에는,

①'사랑할 총' ②'임금께 총애 받을 총' ③'은혜 총' 등으로 기록되어 있습니다.

● 용(龍)이 사랑을 베푼다. 은혜를 베푼다, 라고 가르치고 있습니다.

● 용(龍)은⇒용(龍)을 잡으니 곧 옛 뱀이요, 마귀요 사탄이라 했습니다.(요한계시록 20장 2절)

● 기도할 때 은총(恩寵)을(은혜 은, 교만 할 총인데⇨사랑 총, 은혜 총으로 사용 중)

● 베풀어 주소서, 라고 기도하면,

● 마귀 용(龍)에게 은혜 또는 사랑을 베풀어 달라고 하는 것입니다.

◆ 총애(寵愛)를 받는다는 말도 용(龍)에게 사랑을 받는다는 말이 됩니다.

● 그리고 교만하고 못된 놈, 용(龍)이 하늘(天) 위에 앉아 있는 글자, 용(龍)을 지극히 높이는 글자,

● 엄(龑)= 높고 밝을 엄, 높고 고명할 엄 자로 한자 사전에도 표기되어 있습니다.

● 지극히 높은 자와 비길려고 하는 아침의 아들 계명성입니다.

● 용(龍)을 잡으니, 옛 뱀이요 마귀요 사탄입니다.(요한계시록 20장 2절)

※ 우리나라 1만 원권, 예전 지폐를 보시면,

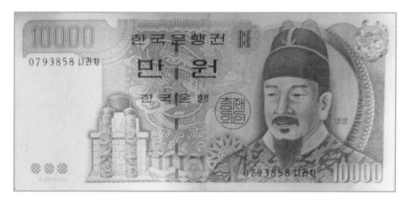

◎ 세종대왕님 얼굴만 빼고, 용(龍) 그림으로 도배를 한 것같이 새겨져 있습니다.

◎ 자격루(물시계)에도 말입니다.

◆ 참 다행히도 1980년대 중반에 요한계시록 20장 2절에 옛 뱀 마귀요

사탄인 용이 잡히고 나서, 1만 원 지폐 그림이 바뀌었습니다.

◘ 현재 사용하고 있는 1만 원 지폐의 그림은 해와 달, 산과 물, 나무들이 있습니다. 그야말로 아름다운 조국 강산입니다.

◘ 세종대왕님의 표정도 밝아졌습니다. 우연의 일치일까요? 아닐 겁니다.

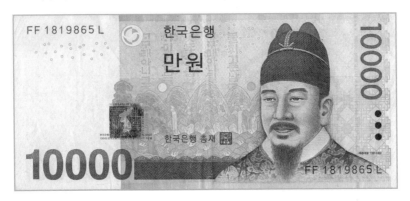

◘ 하늘의 뜻이 있을 겁니다.

◆ 세종대왕님처럼 오로지 국민을 위하는! 나라를 위하는! 존경할 수 있는 분이 나오셨으면 좋겠습니다.

◘ 요한계시록에는 몇 번이나 귀 있는 자는 성령이 교회들에게 하시는 말씀을 들을 지어다 하셨습니다.

◘ 그러나 듣지 않았습니다.

◘ 이사야 43장 8절에 눈이 있어도 소경이요, 귀가 있어도 귀머거리인 백성을 이끌어 내라 하셨습니다.

◆ 이사야 29장 11~12절에 유식한 자에게 읽으라 하니 봉하였으니 못 하겠다 하고, 무식한 자에게 읽으라 하니 나는 무식해서 못하겠다 합니다.

✤ 명도:

◙ 이유가 무엇입니까?

✤ 나 도인:

◙ 옛 뱀인 사탄, 마귀 용(龍)이 눈(目)과 귀(耳)를 막아 버렸기 때문입니다.

◙ 눈이 있어도 소경, 즉 보이지 않는 것은

● 矓(눈 흐릴 용)⇒目(눈 목)+龍(용 룡)

● 용(龍)이 눈을 막고 있으니 보지 못하는 것입니다.

◙ 귀가 있어도 귀머거리인 것은

● 聾(귀머거리 농)⇒龍(용 룡)+耳(귀 이)

● 용(龍)이 귀를 눌러 막고 있으니 듣지 못하는 것입니다.

● 용(龍)을 잡아 없애버리면

◙ 보고 들을 수 있겠지요.

◙ 이것이 용(龍)에게 사로잡혀 있는 요즘 현실입니다.

● 그러나 옛 뱀인 용(龍)을 신격화하고

● 절대적인 능력을 가지고 있다고 믿고 있습니다.

● 개천에서 용(龍) 났다 라든지.

● 용(龍)꿈을 꾸면 복권을 산다든지

● 바닷속에 있다고 하는 용왕(龍王)의 궁전

● 용궁(龍宮)이라든지, 곤룡포라는 용포(龍袍)

● 임금님이 입는 옷에는 전부 용(龍) 그림으로 도배되어 있습니다.

◙ 실제로 TV 사극 드라마들을 보시면, 임금님이 앉아 있는 곳과, 입고 있는 옷에는 거의 다 용(龍) 그림입니다.

◙ 세상 모든 일 들이, 용(龍)의 지배를 받고 있다는 것을 알 수 있습니다.

● 용(龍)이 사탄, 마귀인지도 모르고 문자도 한문학자도 용(龍)을 숭배의

대상으로 만들어 놓았습니다.

　✪ 사탄의 영, 용(龍)을 제거하면 볼 수 있고 들을 수 있게 됩니다.

　✪ 이것이 '요즘 현실'입니다.

● 이 '사탄, 마귀'는 하나님의 뭇별⇨천사들이었습니다.

● 아침의 아들 계명성이었고, 하늘에서 떨어졌으며

● 열국을 엎은 자요. 하늘에 올라 하나님의 뭇별 위에

● 자기 보좌를 높이고 북극 집회의 산 위에

● 자정하려는 자요. 가장 높은 구름에 올라

● 지극히 높은 자(하나님)와 비기려고 하는 자입니다.(이사야 14장 12~14절)

● 천사 장으로서 만물을 자기 것으로 만들었으며,

● 사람을 죽이게 하는 즉, 사망의 세력을 잡은 자,

● 마귀이며, 죽기를 무서워하므로 일생에 매여

● 종노릇 하게 하는 자이며(히브리서 2장 14~15절)

　✪ 사람이 죽을 때가 되면 사탄, 마귀 용(龍)이 사람의 영혼을⇨놓아주는
것입니다.

　✪ 그래서 죽을 때가 되면 착해진다고 하는 것입니다.

　✪ 그래서 솔로몬께서 아무 낙이 없다고 할,

　✪ 해가 가깝기 전에 너의 창조자를 기억하라

(전도서 12장 1절) 하셨습니다.

　✪ 사탄, 마귀 용(龍)에게 사로잡혀 있으면,

　✪ 이런 말을 해도 들리지 않으며, 듣기도 싫고,

　✪ 이 글을 읽어도 이해하지 못합니다.

　✪ 몇 번이나 귀 있는 자는 성령이 하시는 말씀을

◙ 들을 지어다 하셨는데도

◙ 듣지도 보지도 못하는 것입니다.

♣ 명도:

◙ 열심히 기도하는 사람이 생각납니다.

♣ 기도와 제사

◆ 기도(祈禱)

♣ 명도:

◙ 기도는 어떻게 해야 합니까?

♣ 나 도인:

◙ 기도는 빌기(祈), 빌 도(禱), 빌고 비는 것인데 국어사전에는 '신이나 절대적 존재에게 바라는 바가 이루어지기를 빎, 의식'이라고 나와 있습니다.

◙ 한자를 보면 빌기: 祈⇒(示: 보일 시, 하늘 신 기⇒신을 뜻함)+斤: (무게 근), 즉 '신에게 무게 있게 빈다는 뜻'을 가집니다.

◙ 빌 도: 禱⇒(示: 보일 시, 하늘 신 기⇒신을 뜻함)+壽: (목숨 수) '신에게 오래 살게 해달라고 목숨을 빈다는 뜻'입니다.

◙기도하는 사람의 기도(祈禱)는 절대적 존재에게 도와주세요, 잘 살게 해주세요, 건강하게 해주세요, 복(福)을 주세요, 목숨을 살려주세요. 등등 '구(求)하는 것'입니다. 한마디로 '주세요'라고 하는 상대에게 부탁을 하는 것입니다.

◙ 세상 적으로도 은행이나 잘 아는 사람에게 나중에 또는 다음에 갚을

테니 돈을 '빌려주세요'하는 것도 '이자'를 붙이거나, '보증인'을 세우거나, '담보'를 설정합니다. 그래도(자격 이 안 되면) 안 빌려줍니다.

◙ 주세요, 할 때, 상대가 '알았다' 해야 거래가 이루어집니다.

◙ 귀하고 귀한 '복(福)'을 '주세요' 하물며,

◙ '목숨'을 살려주세요. 하면서 무조건

◙ '주세요' '주세요'합니다.

◙ 누구에게 기도해야 하는지도 모르면서 기도하는 사람도 있습니다. 절대적 존재에게 기도하면서 절대적 존재가 누구인지도 어떤 분인지도 모르면서 '주세요!'합니다.

◙ 하나님께 기도하면서 '복(福)을 내려 주시옵소서'라고 해야 하는데, 하나님께서 '축복(祝福)해 주시옵소서'라고 해도 안 됩니다.

◙ 축복(祝福)이라는 말은 하나님이 또 다른 누구에게 복을 빌어 달라는 뜻이 됩니다.

◙ 하나님 위에 또 다른 절대적 신(神)은 없습니다.

◙ '기도'는 사람의 힘으로 해결할 수 없을 때,

◙ 절대적인 최고의 신(神)에게 빌고 비는 '영적 대화'입니다.

◙ 피곤하도록 봉사하고, 열심히 기도해도 무효가 되는 기도도 있습니다. (이사야 16장 12절) 왜일까요?

◙ 의인이 아니었고, 교만했기 때문입니다.

◙ 돈을 구할 때 담보가 필요하고, 보증인이 필요하듯

◙ 예수님께서는 '너희가 내 안에, 거하고, 내 말이 너희 안에 거하면 무엇이든지 원하는 대로 구하라, 그리하면 이루리라.'(요한복음 15장 7절) 하셨습니다.

◙ '내 말이 너희 안에 거하면'⇒내 속에

◙ 성경(聖經) 말씀이 있어야 무엇이든지 원하는 대로 구할 수 있습니다. 그

리해야 이루어집니다.

✤ 명도:

◙ '기도'라고 하면, 어릴 때 본 기억인데

◙ 할머니께서 촛불 켜놓고, 물(정수) 한 그릇 떠 놓고

◙ 몇 날 며칠을 기도하시는 것을 보았습니다.

◙ '불'과 '물'이 어떤 의미를, 가지고 있습니까?

✤ 나 도인:

◙ 네. 어릴 때부터 눈썰미가 있었네요.

◙ '불'이 무엇을 의미하는지?

◙ '물'이 무엇을 의미하는지 알고 기도를 하시면,

◙ '주시는 분'이 잘 들어 주시겠죠?!

◙ 할머니에게, 왜 불을 켜고, 물을 떠 놓고,

◙ 기도하세요. 라고 물어보면

◙ 아마도 자세히 모르실 겁니다.

◕◕ 할머니께서는

✤ 할머니:

◙ 내가 어릴 때(철 들기 전) 시집을 가게 되었는데

◙ (대한민국에서는 어릴 때 결혼(혼인)을 하였음).

  남자들은 일찍(어릴 때) 결혼을 해야

  군대에 잡혀(?)가지 않았음. 그땐 그래었지.

◙ 친할머니께서 며칠을 눈물을 흘리며 우시더니

◙ 어느 날 밤늦게까지,

◙ '촛불' 켜 놓고 '물' 떠 놓고(기도하시는 건지도 몰랐지만)

◙ 손바닥 마주 대고 빌고 계신 모습을 보았습니다.

　왜 그러시는지? 물어보지도 못하고

　시집을 오게 되었는데, 그런데 시집와서도.

◙ 시댁 할머니께서 똑같은 모습으로 촛불 켜 놓고 물 떠 놓고 빌고 계셨습니다.

　처음엔 어려워서 물어보지 못했는데

　세월이 흘러 할머니께서 쇠약해졌을 때, 물어보았더니,

◙ '불과 물'의 의미는 모르지만

◙ 옛날부터 그렇게 해서 따라서 한 것이라고 하셨습니다.

◙ '씨(氏)'를 잘 받게 해달라고, '정성껏' 빌었다고 말입니다.

◙ 그래서 따라한 것이라고 할머니께서 말씀하셨습니다.

◙ 기도는 아마도 '정성'이 아닐까 생각합니다.

✤ 나 도인:

◙ 네. 맞습니다.

◙ 할머니께서 말씀하신 정성(精誠)에 대해 알아보겠습니다.

◈ 정성(精誠)은 '참되어 거짓이 없는 마음'을 뜻합니다.

◙ 정(精)은 '깨끗할 정', '정신 정'이고,

◙ 성(誠)은 '정성 성'입니다.

◙ 이 '정성 성'의.

◙ 성(誠)은 ⇨ 言(말씀 언) + 成(이룰 성) ⇨ '말씀으로 이루어져' 있습니다.

◈ 그러니까 예수님께서는 내 (말이) 너희 안에 거하면 무엇이든지 원하는 대로 구하라 그리하면 이루리라 하셨습니다.

◙ '불'을 켜놓고 '물'을 떠 놓고 비는 기도보다

◙ 내 마음속에 '말씀'이 들어있어야 합니다.

◙ '불'(예레미야 5장 14절)도

◙ '물'(신명기 32장 2절)도

◙ '하나님의 말씀(성경: 聖經)'입니다.

✤ 명도:

◙ 절대적인 존재 즉 하나님께서 받아 주시는 기도를 하려면 어떻게 해야 합니까?

✤ 나 도인:

◙ 그러려면 '향'에 대해 알아야 합니다.

◙ '향'을 모르면 기도를 모르는 것입니다.

✤ 명도:

◙ '향'이요? '향'은 대체 적으로, 기독교인들은

◙ '향'을 싫어하지 않습니까?

✤ 나 도인:

◙ 네, 맞습니다.

◙ 기독교인이 '향냄새'를 싫어하는 이유는

◙ 솔직히 말하면 '무지'해서 그렇습니다.

✤ 명도:

◙ 엥?!

✤ 나 도인:

◙ 기독교인이라고 하면서 자기가 무지한지조차도 모르면서 '향'냄새를 싫어하는 이유는 '향'이 유교나 불교, 제사 문화의 우상(?)으로 생각하고 있기 때문입니다. 그러나 향은 대체적으로 언제 피웁니까?

✤ 명도:

◙ 절(寺)에서는 항상 피우는 것 같고, 그리고

◙ '제사 때', '국가 기념일(현충원) 때' 그리고

◙ 장례식 때는 '꼭 향을 피우는 것' 같습니다.

✤ 나 도인:

◙ '향'을 피우는 이유가 무엇일까요?

✤ 명도:

◙ 자세히는 모릅니다만

◙ 죽은 자의 명복(冥福)을 빌기 위해서라기도 하고

◙ '귀신을 쫓아내기 위해서'라기도 한다고 하고

◙ '죽은 망자의 귀신을 불러서 음식을 흠향하라고' 한다고 하기도 하고

◙ 어른들이 시켜서, 조상 때부터 해왔으니 등등

◙ 자세히 가르쳐 주시는 어른 없이 그냥

◙ 전해져 오고 있는 것 같습니다.

◙ 하라고 하니까! 하는 것 같습니다.

◙ 자세히 가르쳐 주세요.

✤ 나 도인:

◙ '향'을 피우기 위해서는 '불'이 있어야 하고

◙ 불을 담을 그릇 즉 '향로'가 있어야 하며

◙ 향을 피워 '향 연기'를 내어

◙ '향냄새'를 내어야 합니다.

◙ '향'에 대해 오해 없는 이해를 돕기 위해

◙ 좀 더 깊이 들어가 보겠습니다.

♠'향'과 '향로'는 불교보다 약 1천 년 앞선

◙ 출애굽 '모세' 때에

◙ 하나님의 명을 받들어 제작된 것입니다.

◙ 성막 안의 기구 중 하나였으며

◙ 불교가 아닌 기독교에서 먼저 하나님으로부터

◙ '향'과 '향로'가 만들어졌습니다.

◙ 모세시대 때 성막이 만들어졌고, 성막 안에 '금향로'가 있었습니다(출애굽기 30장 7절, 히브리서 9장 2~5절, 9~10절)

◙ 모세가 석가님 보다 약 1천 년(1,000살) 정도 나이가 많은 인생 선배인 '형님'입니다.

◙ 예수님을 기준으로 해서 현재 우리가 사용하고 있는 2020년은 AD(Anno DoMini)⇒안노 도미니. 그리스도의 기원 후 (서기)이고,

◙ 예수님 오시기 전의 기원전은 BC(before christ)⇒비포 크라이스트.

◙ 석가모니는 BC 500년.

◙ 모세는 BC 1500년.

◙ 모세는 지금으로부터 약 3500년 전부터

◙ '향'을 피우고 '기도'를 했습니다.

◙ '하나님의 명'에 의해서

◙ 사람의 생각으로 보면 '향'만 보이지만,

◙ 하나님의 말씀으로 다시 보면 참뜻을 알 수 있습니다.

✻ 자세히 읽어 보세요!

◙ '향'은 '성도의 기도'라 했습니다.(요한계시록 5장 8절)

◙ '불'은 '하나님의 말씀'이라 했습니다.(예레미야 5장 14절)

◙ '향로'는 '사람, 사람의 마음'이라 했습니다.(로마서 9장 24절)

◙ '향연'(향 연기/향냄새) 은 '성도의 기도'가 천사의 손으로부터 하나님 앞으로 상달되는 것을 말합니다.(요한계시록 8장 4절)

◙ '기도'는 천사의 손을 거쳐 하나님께로 올라간다는 사실을 알 수 있습니다. 기독교인이 '향'냄새를 싫어해서 되겠습니까? '하나님께 기도하는 사람'이라면 말입니다.

◙ 하나님께서는 천사를 통해 향연(향 연기, 향냄새)을 받으십니다.

◙ '향'만 있어도 안 됩니다.

◙ 그래서 '말씀+기도'가 있어야 합니다.

◙ 하나님의 '말씀과 기도로 거룩해진다'라고 하셨습니다.(디모데전서 4장 5절)

◙ 모세는 속죄 죄로, 죄 사함 받기 위해 '향'을 피워 기도했었고(민수기 16장 46절)

◙ '향기로운 향'으로 '분향'하여 '향연'으로 '죽음을 면케'해 달라고 기도했습니다.(레위기 16장 12~13절)

✿ 명도:

◙ 죽음을 면케 해달라고요?

✿ 나 도인:

◙ 네, 그러니까 알아야 합니다. '알아야 면장을 하지'라는 말 들어 보셨나요?

✿ 명도:

◙ 알아야 시골에 면사무소, 면장님을 한다는 말 아닌가요? 저는 그렇게 알고 있습니다.

✿ 나 도인:

◙ '알아야 면장을 하지'라는 말은 시골 면장님이 아니라 '알아야 죽음을 면한다는 뜻입니다.'

◙ 免: (면할 면), 葬: (장사 지낼 장, 묻을 장)⇒죽음을 면함, 그러니까 알아야 면장을 하지!⇒알아야 죽음을 면하지! 라는 뜻입니다.

✤ 명도:

◙ 무엇을 알아야 죽음을 면한다는 겁니까?

✤ 나 도인:

◙ '하나님의 뜻'과 '하나님의 말씀'을 알아야 합니다. '말씀이 빛'이요, '생명'입니다.

◈ 태초에 말씀이 계시니라. 이 말씀이 하나님과 함께 계셨으니 이 말씀은 곧 하나님이시니라.

◈ 그가 태초에 하나님과 함께 계셨고,

◈ 만물이 그로 말미암아 지은 바 되었으니, 지은 것이 하나도 그가 없이는 된 것이 없느니라.

◈ 그 안에(말씀) 생명이 있었으니, 이 생명은 사람들의 빛이라.

◈ 빛이 어두움에 비취되, 어두움이 깨닫지 못하더라(요한복음 1장 1~5절) 라고 하셨습니다.

◙ '하나님'과 '하나님의 말씀'이 죄인 된

◙ 사람에게 오사 '빛과 생명'인 그 말씀을 전했으나

◙ 죄로 눈이 먼 사람들은 깨닫지 못했습니다.

◙ 깨닫지 못하는 자는 구원받지 못합니다.

◙ 예수님께서는 '너희는 이렇게 기도'하라 하십니다.

◙ 하늘에 계신 우리 아버지여

이름이 거룩히 여김을 받으시오며 나라에 임하옵시며

뜻이 하늘에서 이룬 것 같이 땅에서도 이룬 것 같이

오늘 우리에게 일용할 양식을 주옵시고

오늘날 우리에게 죄 지은 자를 사하여 준 것 같이

우리 죄를 사하여 주옵시고

우리를 시험에 들게 하지 마옵시고

다만 악에서 구하옵소서.

나라와 권세와 영광이 아버지께 영원히 있사옵나이다.

아멘.

(마태복음 6장 9~13절)

◙ 하나님께 상달되는 기도를 드려야 하며, 피곤하도록 드려도 무효인 기도나(이사야 16장 12절) 거짓 목자인 바리새인들의 외식 된 기도는 해봐야 헛수고일 뿐입니다.

✿ 명도:

◙ 그럼 어떤 기도를 해야 합니까?

✿ 나 도인:

◙ 성령 안에서 기도하고

◙ 여러 성도를 위하여 구하고, 또

◙ 나를 위하여 구한 것은 내게 말씀을 주사

◙ 나로 입을 벌려 '복음의 비밀'을

◙ 담대히 알리게 하옵소서(에베소서 6장 18~19절) 라는 기도를 해야 하며

◙ 크고 비밀 한 일을 구하는(예레미야 3장 3절)

◙ 기도를 해야 합니다. 라고 하셨습니다.

◙ 하늘은 '하나님이 계신 영계'이며

◙ '나라이 임하옵시며'는

◙ 창세기 6장에서 떠나가셨던 하나님이 주 재림 때

◙ 임해 오신다는 것입니다.

◙ 영계에서 천국을 이루신 것처럼

◙ 육계에서도 천국을 이루길 소망하는 기도입니다.

◙ 오늘날 우리에게 주시는 일용할 양식은

◙ 영적 양식의 '말씀'이며, 주 재림 때

◙ 예수님께서 '이긴 자'에게 주시는

◙ '감추었던 만나'(요한계시록 2장 17절)가

◙ 오늘날 하나님과 예수님을 믿는

◙ '신앙인'이 먹어야 할 '일용할 양식'입니다.

◙ 우리가 우리에게 죄지은 자를 사하여 준 것 같이

◙ 우리 죄를 사하여 주옵시고는

◙ 남의 죄를 용서해야

◙ 자신의 죄도 용서받을 수 있다는 것입니다.

◙ 우리를 시험에 들게 하지 마옵시고, 다만

◙ 악에서 구하옵소서는

◙ 시험은 믿음에 대한 시험이고

◙ 악은 귀신 마귀의 나라와 비 진리와 모든 악행에서

◙ 구해달라는 기도입니다.

◙ 뜻이 하늘에서 이룬 것 같이 땅에서도 이루어지려면, 재료가 있어야 합니다. 바로 예수님이 택하신 '약속의 목자'입니다.

예수님을 믿는 것은 예수님의, 약속의 말씀을 믿는 것입니다.

◙ 솔로몬의 기도!

◙ 솔로몬은(꿈속이지만⇒영과 영의 만남임) 주의 마음에 맞은 기도를 했습니다. 아버지 다윗의 성실과 공의와 정직한 마음으로 은혜를 베푸셨고, 많은 백성을 치리할 수 있는⇒'지혜'를 달라고 말입니다.

◙ 누가 주의 이 많은 백성을 재판할 수 있사오리이까. 지혜로운 마음을 종에게 주사 주의 백성을 재판하여 '선악'을 분별하게 하옵소서(열왕기상 3장 9절)라고 기도했습니다.

◙ 하나님께서는 자기를 위하여 수(壽; 목숨 수)도 구하지 아니하며, 부(富; 부자 부)도 구하지 아니하며, 자기의 원수의 생명 멸(滅; 멸할 멸) 하기도 구하지 아니하고, 오직 송사를 듣고 분별하는 지혜를 구하였은 즉, 하나님께서, 솔로몬에게 지혜롭고 총명한 마음을 주셨고, 구하지 아니한 부(富)와 영광도 주셨으며, 네 평생에 열 왕 중에 너와 같은 자가 없을 것이라.(열왕기상 3장 10~13절)라고 하셨습니다.

◙ 주의 마음에 맞은 기도를 해야 하겠지요.

✿ 명도:
◙ '사도신경'은 무엇입니까?
✿ 나 도인:
◙ 사도신경은 사도들의 신앙고백서가 아닙니다. 종교인들이 만든 것이며, 성경에는 없는 내용입니다.
✿ 명도:
◙ 사도신경 끝부분에 죄를 사하여 주시는 것과 몸이 다시 사는 것과 '영원히 사는 것'을 믿사옵나이다. 아멘! 이라고 외우고 있는데, 영원히 살 수 있습니까?
✿ 나 도인:
◙ 영원히 사는 것을 믿사옵나이다. 아멘! 해 놓고, 하나님을 믿는다고 하는 사람들이 '영생'에 대해서는 믿지 않습니다.
◆ 예수께서 대답하여 가라사대 너희가 성경도 하나님의 능력도 알지 못하는 고로, 오해하였도다.(마태복음 22장 29절) 하셨습니다.

◈ 요한1서 5장 13절~

내가 하나님의, 아들의 이름을 믿는 너희에게 이것을 쓴 것은 너희로, 하여금 너희에게 영생이 있음을 알게 하려 함이라.

◈ 요한복음 5장 24절~

내가 진실로 진실로 너희에게 이르노니, 내 말을 듣고 또 나 보내신 이를 믿는 자는 영생을 얻었고, 심판에 이르지 아니하나니, 사망에서 생명으로 옮겼느니라.

◈ 요한복음 17장 3절~

영생은 곧 유일하신 참 하나님과 그의 보내신 자 예수 그리스도를 아는 것이니이다.

◈ 요한1서 2장 25절~

그가 우리에게 약속하신 약속이 이것이니 곧 영원한 생명이니라 라고 하셨습니다.

♣ 제사(祭祀)

◙ 祭(제사 제), 祀(제사 사): 제사는 신령에게 음식을 바쳐 정성을 표하는 의식, 예절이라고 기록되어 있습니다.

◙ 祭祀(제사)와 기도(祈禱)라는 '네 글자'에는 示(보일 시, 하늘 신 기), 신(神)을 뜻하는 글자가 들어있습니다.

◙ 제사의 '사'자, 제사 사(祀)에는 '뱀 사(巳)'자가 들어있고,

◙ 기도의 '도'자, 빌 도(禱)에는 '목숨 수(壽)'자가 들어있습니다.

※ 절대적 존재에게 부탁하는 것이라면 '기도와 제사' 무엇을 해야겠습니까?

● 제사(祭祀)의 시작은 중국의 고대부터입니다.

● 제사를 우리나라의 고유한 전통인 줄 알고 있지만

● 중국에서 수입된 것입니다.

● 제사는 중국의 시황제가

● 천제(天祭)⇨(하나님께 지내는 제사)를 드렸었는데

● 그러다가 '왕의 조상 제사'로 변화되었고

● 유교 사상이 정립되면서 제사가 성행하게 되었답니다.

● 황제(皇帝)라는 칭호는 진시황제에서 시작되었습니다.

● 임금 왕(王) 자, 위에 희다, 깨끗하다는 뜻을 가진 白(흰 백)자를 얹어, 皇 (임금 황): 임금은 깨끗해야 한다는 뜻을 가짐.

● 왕의 '조상 제사'도 지금 우리나라의 제사처럼 '죽은 자를 위한 제사'가 아니고,

● 황제에게만 지내던 제사가

● 자기의 신분을 높이기 위해 평민들도

● 실시하게 되었으며, 후에

● 죽은 부모에게 제사를 지내게 되었습니다.

● 제사의 풍습은 계급 제도의 결과인 것이었습니다.

● 우리나라의 제사는, 고려 말 이성계 님께서,

● 정권 유지를 위해, 무학대사의 제안으로

● 모든 백성에게 제사를 지내게 했다고 전해지고 있습니다.

◙ 제사 때 읽는 축문에서 마지막에

◙ 상향!(尙饗: 높을 상, 잔치 향)⇨

◙ 신명(하느님)께서 제물을 받으소서 라는 뜻입니다.

✤ 명도:

◙ 현고 학생부군신위(顯考學生府君神位).

아버지 제사 때, 지우에 학생(學生)이라고 쓰던데 무슨 뜻입니까?

✿ 나 도인:

◈ 학생(學生)은 생전에 벼슬을 하지 못하고 돌아가신 경우의 어른에게 씁니다.

◈ 벼슬을 했을 경우에는 그 직위를 씁니다.

'시장' 또는 '도지사' 등등,

◉ 아버지인 경우, 현고(顯考)

◉ 어머니인 경우, 현비(顯妣)

◉ 할아버지, 할머니인 경우, 현고 사이에

◉ 현조고, 현조비(顯祖妣)

◈ 부군(府君)은 남자 조상인 경우 사용,

◈ 여자 조상인 경우는 유인(孺人)

◈ 신위(神位):는 신령이 의지할 자리

✿ 명도:

◈ 유세차~ 하는 것은요?

✿ 나 도인:

◈ 유(維): 맬 유~ '이어져 내려온다는 뜻'이고,

◈ 세차(歲次)는 그해에 지내는 차례라는 뜻입니다.

◈ 그리고 천간 지지의 육십갑자의 년도와(예: 계묘년) 달을 축문으로 읽습니다.

◈ '기도'는 하나님께서 모세를 통해 '정확하게 근거 있게' 알려주시고, '바이블'에 기록되어 있지만!

◈ 제사는 이어져 내려오는 것을 매년 해마다 지내고 있다는 것을 알 수 있습니다.

◈ 하나님께서는 호세아 선지자에게

◈ 나는 인 애를 원하고 제사를 원치 아니하며 번제보다 하나님을 아는 것을 원하노라(호세아 6장 6절)라고 하셨습니다. 그리고

◈ 율법은 장차 오는 좋은 일의 그림자요 참 형상이 아니므로 해마다 드리는바 같은 제사로는 나아오는 자들을 언제든지 온전케 할 수 없느니라 (히브리서 10장 1절)라고 하셨습니다.

◈ 내 백성이 지식이 없으므로 망하는 도다. 네가 지식을 버렸으니 나도 너를 버려 내 제사장이 되지 못하게 할 것이요. 네가 네 하나님의 율법을 잊었으니 나도 네 자녀를 잊어버리리라(호세아 4장 6절) 하셨습니다.

◈ 네가 네 하나님의 율법을 잊었으니 나도 네 자녀를 잊어버리겠다고 하십니다. 무섭죠?

◈ 그러므로 형제들아, 내가 하나님의 모든 자비하심으로 너희를 권하노니 너희 몸을 하나님이 기뻐하시는 거룩한 산 제사로 드리라, 이는 너희의 드릴 영적 예배니라(로마서 12장 1절) 하셨습니다.

◈ 참 형상이 아닌 그림자에 제사를 지낸 것입니다.

◈ 그러니까 '알아야 면장(免, 葬: 면할 면, 장사지낼 장)을 하지'라는 말이 생각납니다. '알아야 죽음을 면 한다'⇒'알아야 면장을 하지'(알아야 면사무소 면장님을 한다는 얘기가 아닙니다.)

✤ 명도:

◈ 해마다 새해가 되면 12지(十二支) 동물을 묘사해서 올해는 (예를 들어) '황금 돼지의 해' '복 돼지'를 만들어 신(神)인 양 모셔놓고 복(福)을 준다고 '믿고 절하고 빌고' 하는데 어떻게 봐야 합니까?(종교의 힘을 빌어, 상업적인 것 같기도 하던데) 그것이 '복(福)'을 줍니까?

✤ 나 도인:

◘ '부어 만든 우상'이 '복(福)'을 주지는 않습니다.

(결단코!) 그렇게 믿고 싶을 뿐입니다.

● 부어 만든 우상

◙ 모세의 형님 아론이 호 렙에서 송아지를 만들고 부어 만든 우상을 숭배(시편 106편 19절) 했지만,

◙ 사람마다 우준 하고 무식하도다. 금장색마다 자기의 만든 신상으로 인하여 수치를 당하나니, 이는 그 부어 만든 우상은 거짓이요, 그 속에 생기가 없음이라(예레미야 51장 17절 예레미야 10장 14절) 하셨습니다.

◙ 그것들은 헛것이요, 망령되이 만든 것인즉 징벌하실 때에 멸망할 것이나(예레미야 10장 15절)

◙ 조각한 우상을 의뢰하며 부어 만든 우상을 향하여 너희는 우리의 신이라 하는 자는 물리침을 받아 크게 수치를 당하리라.(예레미야 42장 17절)

◙ 그들의 모든 행사는 공허하며 허무하며 그들의 부어 만든 우상은 바람이요, 허탄한 것뿐이니라(예레미야 41장 29절)라고 하셨으며,

◙ 새긴 우상은 그 새겨 만든 자에게 무엇이 유익하겠느냐, 부어 만든 우상은⇒거짓 스승이라, 만든 자가 이 말 하지 못하는 우상을 의지하니 무엇이 유익하겠느냐(하박국 2장 18절)라고 하셨습니다.

◘ 하나님께서는

◙ 나 외에는 위하는 신들을 네게 있게 말지니라.

◙ 너는 자기를 위하여 '새긴 우상'을 만들지 말고

◙ 위로 하늘에 있는 것이나, 아래로 땅에 있는 것이나

◙ 땅 밑, 물속에 있는 것의 아무 형상이든지 만들지 말며

◙ 그것들에게 '절하지 말며'

◈ 그것들을 '섬기지 말라'나 여호와

◈ 너의 하나님은 질투하는 하나님인즉

◈ 나를 미워하는 자의 죄를 갚되

◈ 아비로부터 아들에게로 삼사 대까지 이르게 하거니와

◈ 나를 사랑하고, 내 계명을 지키는 자에게는

◈ 천대까지 은혜를 베푸느니라(신명기 5장 7~10절, 출애굽기 20장 3~6절)라고 하셨습니다.

◙ 제사를 4대(고조부)까지는 집에서 지내고 그 이상부터는 '묘사'로 올립니다. 세상 사람들은 의미도 모르고 제사를 지내며 하나님께 드리는 건지 조상님께 드리는 건지도 모르고 해마다 제사를 지내고 있습니다.

◈ 제사도 '성경 속에 답'이 있습니다. 남들이 하니까 따라 하지 마시고 '성경(聖經)'을 알아야 합니다.

◎ 108번뇌

✤ 명도:

◈ 제 아는 지인은 '108번뇌'를 끊고자 매일 108배를 하고 가끔, 1천 배, 3천 배도 합니다. 어떤 효과가 있고, 그리고 '108번뇌'를 끊을 수 있습니까?

✤ 나 도인:

◈ '절(拜: 절 배)'은 남에게 공경의 뜻으로 하는 '예'입니다.

◈ 절의 종류에는

● 절을 한 번 하는 세배(歲拜)가 있고(정초에 하는)⇒세배: 정초에 친족이나 윗사람에게 문안하는 새해 인사.

● 절을 두 번 하는 것은 고인(故人)에게 하는 인사.

● 절을 세 번 하는 삼 배(三拜): 삼독심(三毒心)을 끊고 삼학을 닦겠다는 의지의 표시.

● 53배: 참회의 53불(佛)에 의한 것.

● 1천 배: 1천 부처님께 하는 것.

● 3천 배: 과거, 현재, 미래에 출현하는 3천 부처님께

● 108번뇌를 끊는다는 108배 등등 절의 종류가 있습니다.

(무릎 관절 손상되는 줄 모르고 운동 삼아 절(拜)을 한다는 분도 있습니다. 저자도 절을 배워서 가르치기도 했습니다. 죄송합니다.)

◈ 108번뇌는 중생들의 근본적인 번뇌라고 합니다.

◈ 108번뇌는 '육 근'과 '육진'이 만날 때 생겨나는 것으로,

◘ 육근(六根)은

안(눈 안:眼), 이(귀 이:耳), 비(코 비:鼻), 설(혀 설:舌), 신(몸 신:身), 의(뜻 의:意)의 여섯 가지이고,

◘ 육진(六塵)은

색깔, 소리, 향기, 맛, 감촉, 법의 여섯 가지입니다. 육 근과 육진이 하나하나가 만나 부딪칠 때

◘ '좋다' '나쁘다' '평등하다' '괴롭다' '즐겁다' '버리다'라는 여섯 가지의 감각이 나타나고(6×6=36)⇒서른여섯 가지의 번뇌가 생겨나게 된답니다.

◘ 이 서른여섯 가지의 번뇌에 과거, 현재, 미래의

◘ 3을 곱하여 36×3⇒108번뇌가 만들어진다고 합니다.

◘ 이 108번뇌를 108배로 끊을 수 있다면,

◘ 108배를 108번이나 하겠지요. 그러나

◘ 번뇌는 끊어지는 것이 아니라

◙ 마음을 하나로 모을 때

◙ 하나님과 하나가 될 때

◙ 번뇌는 저절로 사라지게 됩니다.

◙ 헛고생하지 마세요.

● 절(寺)이나 초상집에서

✿ 나 도인:

◈ 고인(故人):(죽은 사람)의 명복(冥福)을 빕니다, 라는 말을 들을 수 있습니다.

◈ 이 '명복'은⇨어두울 명(冥), 복 복(福)입니다.

◈ 사전적 용어로는,

◈ '죽은 뒤에 저승에서 받는 복'이라고 기록되어 있습니다.

◈ 죽은 뒤의 저승이 어두운 곳이고(冥, 어두울 명⇨지옥)

◈ 그곳에서 받을 수 있는 복(福)이

◈ 영혼이, 빛⇨밝은 곳으로 나올 수 있도록

◈ 비는 것이 '명복(冥福)을 빕니다'라는 뜻입니다.

◈ 죽은 영혼이 어두운 곳(冥⇨지옥)에 있다는 것입니다.

◈ 명복(冥福)을 비는데, 누구한테 빌어야 하며,

◈ 그 영혼이 어두운 곳(冥⇨지옥)에서

◈ 빛으로 나올 수 있도록 복(福)을 주시는 분이

◈ 누구일까요?

◈ 의미도 모르면서

◈ 형식적으로 남이 하니까 따라서 체면상

◈ '고인의 명복을 빕니다, 라고 하지 마세요.

⚜ 명도:

◆ 절(寺)에 가서 보았는데

◆ 명부전(冥府殿)이라는 곳은 어떤 곳입니까?

⚜ 나 도인:

⭘ 명부전: 어두울 명(冥), 고을 부(府), 대궐 전(殿)

⭘ 국어사전에는⇨'지장보살을 주(主)로 삼고, 십대왕(十大王)을 봉안한 절 안의 전각'이라고 기록되어 있습니다.

◆ 이 명부전은 지장보살 님이 관장하며,

◆ 어두운 곳 (冥: 어두울 명)⇨곧 '지옥'을 의미합니다.

◆ 지장보살 님께서 고통, 받는 한 영혼이라도 극락(천국: 시편 43편 4절) 가도록 빌며 읽는 글이 지장경이며, 지옥에서 고통, 받는 중생들을 구원하기 위해 몸소 지옥에 들어가 중생들을 구한다는 뜻입니다.

◆ 지장보살 님께서 영혼을 구원하기 위해

◆ 누구에게 부탁(?)하며, 비(祈: 빌기)는 것일까요?

⭘ 부처님일까요?

◆ 부처, 석가 님은 신(神)이 아닌 사람이었습니다.

◆ '죽은 사람의 영혼'이 '죽은 사람의 영혼'을

◆ '천도' 또는 영계 세계로 보낼 수 있는 능력은 없습니다.

※ 오로지 창조주께서만 가능합니다.

◆ 조상님 영혼을 명부전(冥府殿)에 모셔놓고

◆ 매년'기일에 제사'를 부탁하고 계십니까?

◈ 기일(사람이 죽은 날)⇒忌:(미워할 기) 日: (날일)

꺼리낄 기)

(원망할 기)

(경계할 기)

(제사 기)

◈ 요한복음 15장 7절~

너희가 내 안에 거하고 내 말이 너희 안에 거하면 무엇이든지 원하는 대로 구하라, 그리하면 이루리라.

◈ 요한계시록 21장 3절~4절

내가 들으니 보좌에서 큰 음성이 나서 가로되, 보라 하나님의 장막이 사람들과 함께 있으매 하나님이 저희와 함께 거하시리니 저희는 하나님의 백성이 되고, 하나님은 친히 저희와 함께 계셔서, 모든 눈물을 그 눈에서 씻기시매, 다시 사망이 없고, 애통하는 것이나 곡하는 것이나 아픈 것이 다시 있지 아니하리니, 처음 것들이 다 지나갔음 이러라.

◈ 출애굽기 20장 6절~

나를 사랑하고 내 계명을 지키는 자에게는 천대까지 은혜를 베푸느니라.(출애굽기 20장 3~6절)

◈ 요한복음 14장 29절

하나님의 뜻과 목적과 약속은 신약 계시록에 기록되어 있습니다. 기록된 것을 이룰 때에 이를 보고 믿으라고 하셨습니다.

◈ 요한1서 2장 25절

그가 우리에게 약속하신 약속이 이것이니 곧 영원한 생명이니라. 하셨습니다.

♣ 약속(約束)

◘ 맺을 약(約), 묶을 속(束)

⚜ 나 도인:
◘ 약속은 장래의 일에 대하여, 상대자와 서로
◘ 결정하여둠! 을 말합니다.

◘ 어느 마을에 엄청 부자인 총각이 살았습니다. 산 넘어 마을에 엄청 미인인 처녀도 살았습니다. 둘은 중매로 만났습니다. 몇 번 만나고 많은 말을 하지 않아도 둘은 첫눈에 반했습니다. 어느 날, 총각은 청혼하려고 마음먹고 처녀에게 편지를 씁니다.

◘ 처녀가 좋아하는 것과 가지고 싶어 하는 것을 예쁜 보자기에 싸서 선물을 했습니다. 예쁜 보자기에는 어느 날 몇 시에 동네 앞 물레방아 앞에서 만나자는 내용과 총각에게는 재산이 많아서 처녀가 시집만 오면 평생 편안하게, 먹고 살 수 있도록 해주겠다는 내용의 편지를 보자기에 적어서 보냈습니다. 나의 마음을 받아 주신다면 그날 나오세요. 라고.

◘ 선물을 받은 처녀는 보자기가 너무 예뻐서 벽에 붙여 장식을 해 놓고 매일매일 보면서 기뻐했습니다.

◘ 총각은 약속한 날짜에 물레방아 앞에서 기다렸습니다. 그러나 몇 시간을 기다려도 처녀는 오지 않았습니다.

◘ 총각은 다음날, 그다음 날에도 그 시간에 물레방아 앞에서 기다렸습니다. 그러나 몇 날 며칠을 기다려도 처녀는 오지 않았습니다.

◘ 총각은 나의 마음이 거절당했구나, 나를 좋아하지 않는구나, 하고, 단념을 하게 되고, 먼 훗날 총각은 다른 사람과 결혼을 하게 됩니다.

◙ 정말! 안타까운 사실은 그 처녀는 사실 '글'을 몰랐던 것입니다.(읽어보시는 분마다 생각의 차이가 있을 수 있습니다.)

◙ 상대를 배려하지 않고 상대를 잘 알지도 못하고, 나 혼자만의 일방적인 약속은 아닌지 생각해봐야 합니다.

◙ 약속이 이루어지려면 세 가지 정도의 조건이 필요합니다.

누구와의 약속인지 '대상'이 있어야 하고,

무엇에 대한 약속인지 '내용'이 있어야 하며,

언제 이루어질 것인지 '시간' 즉 '때'가 있어야 합니다.

◆ 약속(언약)을 지키면 복(福)을 주겠다는 성경(聖經) 속의 약속(約束)을 알아보면!

◆ 구약의, 약속의 대상은

◆ '하나님과 이스라엘 민족과의 약속'이고(출애굽기 19장 5~6절)

◆ 내용은 '메시아가 오신다는 것'입니다.(요한복음 5장 39절)

◆ 이루어질 때는 '구약 약속대로 예수님이 오시는 초림 때'입니다.(누가복음 24장 44절)

◙ 신약의, 약속의 대상은

◆ '예수님과 기독교인과의 약속'이고(누가복음 22장 20절)

◆ 내용은 '다시 오실 메시아'입니다.(사도행전 1장 11절)

◙ 이루어질 때는 예수님이 다시 오시는 '재림 때'입니다.

❀ 명도:

◙ 수십 년 신앙생활을 해도 구약이 무엇인지, 신약이 무엇인지, 그런 약속이 있는지조차 모르고 신앙하는 사람이 많이 있는 것 같습니다.

♠ 성경에서 본 봐

♣ 나 도인:

◙ 하나님은 아담을 택하여, 약속을, 하십니다. 에덴동산에 생명나무와 선악을 알게 하는 나무가 있는데(창세기 2장 9절), 동산 각종 나무의 실과는 네가 임의로 먹되 선악(善惡)을 알게 하는 나무의 실과는 먹지 말라, 네가 먹는 날에는 정녕 죽으리라 하시니라(창세기 2장 16~17절)라고, 하셨습니다.(※생명나무와 선악을 알게 하는 나무(즉 선악나무)는 '사람에 비유'했다는 것을 알아야 함)⇒예수님은 참 포도나무(요한복음 15장 1절)

◙ 장래가 촉망되는 어린이는 '꿈나무'에 비유됩니다.

◉ 아담은 그의 아내 하와에 의해

◉ 하나님이 지으신 들짐승 중에 가장 간교한 '뱀'(계시록 20장 2절 용을 잡으니 곧 옛 뱀이요 마귀요 사탄입니다. 이 또한 사람에 비유했다는 것을 알아야 함)의 유혹에 빠져,

◙ 하와가 그 나무 실과를 내게 주므로(하와가 먹으라 해서)

◙ 내가 먹었나이다(창세기 3장 12절)라고 합니다.

◙ 아담은 하나님과의 약속을 어기므로 에덴동산에서 쫓겨나게 됩니다.(에덴동산도 육적인 산이 아니라, 하나님의 조직임을 알아야 함)

◙ 그리고 하나님은 아담의 9대손

◙ '당세(當世)에 완전한 자'인 '의인 노아'를 택하십니다.(창세기 6장 9절)

♠ 노아는 500살에 셈과 함과 야벳, 세 아들을 낳았고(창세기 5장 32절)

♠ 600살에 홍수가 있었으며(창세기 7장 6절)

♠ 홍수 후에 350년을 지내고

♠ 950살에 돌아가심(창세기 9장 28~29절)

◙ 당세에 완전한 자 의인 노아를 택했지만

◙ 노아의 둘째 아들 '함의 죄'로 인해

◙ 하나님은 '노아 세계'를 허물고,

◙ 노아의 10대손 '아브라함'을 통해 '장래사'를 약속(約束)하십니다.

◙ 약속한 대로 민족을 만들어서 가나안 땅을 심판하십니다. 그리고 육적 이스라엘 아브라함을 통하여 만들었던

◙ 모세와 여호수아를 통해 만든 육적 이스라엘 민족이 온전하지 못하고

◙ 솔로몬 왕 때에 아담처럼 언약을 어기고(호세아 6장 7절) 패역하여

◙ 하나님을 떠나 이방 신을 섬기고 찬양했습니다.

◙ 육적 이스라엘 또한 끝나게 되었고

◙ 하나님께서는 구약 선지자(이사야~ 말라기⇒나의 사자라는 뜻)들을 통하여서 예수님을 '약속'하십니다.

◙ 예수님은 구약의 약속대로 오신 '약속의 목자'이십니다.

◙ 그리고 예수님께서는 계시록 성취 때⇒오늘날

◙ 예수님의 사자, 약속의 목자, 이긴 자를 통해

◙ 교회들에게, 증거 하게 하십니다.(계시록 22장 16절)

◙ 말씀이 육신이 되어 성경의 약속대로 계시록의 약속대로 하나하나 이루어지는 것입니다.

◙ 요한계시록에 보면, 내가 보매, 내가 보니, 또 보매, 내가 또 보고 들으니~ 하는 말씀처럼 한 목자가 모든 것을 보고 들은 다음, 예수님의 명령을 받아서

◙ 실상과 실물을 증거 하시는 것입니다.

◙ 신앙인이라면 '예수님과 하나님'이 함께 하시는

◙ '약속의 목자'를 만나야,

◙ '신약 예언', '계시록의 예언'을 깨달을 수 있습니다.

◙ 본래 이스라엘은 야곱의 새 이름인 '이긴 자'를 의미합니다.(창세기 32장 28절. 야곱이 하나님과 사람으로 더불어 '겨루어 이기었으므로' '이스라엘'이라 부르게 됨)

◙ 성경에서 시대적으로 본바 세 명의 '이긴 자'가 있습니다.

◙ '야곱'과 '예수님'과 '새 요한'을 통해 창조된

◙ '세 가지 이스라엘'이 있고, 세 가지 이스라엘을

◙ 창조한 세 가지 '씨'가 있습니다.

◙ 야곱의 '육적 씨'와,

◙ 예수님의 구약을 이룬 '계시의 씨'와,

◙ 새 요한의 신약을 이룬 '계시의 씨'가 있습니다.

◙ 창조와 재창조는 하나님께서 목자를 선택하시고

◙ 택한 목자를 중심으로 한 종교, 조직, 나라를 창조하시는 것입니다.

♠ 영(靈)은 육 (사람)을 들어 역사하십니다. 이것이 신(神)의 역사입니다.

◙ 창조된 선민에게 언약(약속)을 하시고, 언약한 선민이 배도를 합니다.

◙ 하나님께서 다시 새 목자를 선택하시고

◙ 새 목자를 통해, 배도 한 선민, 범죄의 씨를 없애기 위해 심판하십니다.

◙ 구원받는 자는 새 목자의 말씀을 깨닫고

◙ 의로 돌아온 자입니다.

◙ 구원받은 선민으로 새 나라를 창조하시고

◙ 창조된 선민과 새 언약을 하시고

◙ 하나님께서는 다시 하나님의 나라와 백성을

◙ 창조하기 위해 새 목자를 택하시어 역사하십니다.

◘ 심판 때에는 주께서 하신 말씀이

◘ 마지막 날에(요한복음 12장 48절)

◘ 그를 심판하십니다.(계시록 20장 12절)

◘ 영계의 천국도, 하나님도, 예수님도, 천사들도

◘ 순교자의 영도, 이 땅의

◘ 새 나라 새 민족에게로 오십니다.

◘ 하나님은 천지 만물을 지으셨고

◘ 만물을 아담에게 주어 만물을 다스리게 하셨으나

◘ 아담의 배도로 천지 만물은 마귀에게 넘어가고 말았습니다.

◘ 아담의 배신으로 사람과 만물을 잃으신

◘ 하나님께서는 멀리 떠나가시게 된 것입니다.

◘ 하나님은 멀리 떠나가셨으나, 반드시 사람과 만물을

◘ 다시 찾으시길 원하셨고, 이를 이루시기 위해

◘ 이제까지 일해 오신 것입니다.

◘ 하나님이 다시 오실 수 있는 조건은

◘ 사람들의 죄의 문제를 해결해야 했습니다.

◘ 사람들에게는 원죄와 유전 죄와 자범 죄가 있습니다.

◘ 죄의 문제를 해결하기 위해,

◘ 하나님은 아들이신 '예수님의 피'를 준비하셨습니다. 이와 같이,

◆ 그리스도도 많은 사람의 죄를 담당하시려고 단번에 드리신 바 되셨고, 구원에 이르게, 하기 위하여 죄와 상관없이 자기를 바라는 자들에게 두 번째 나타나시리라(히브리서 9장 28절) 하셨습니다.

◘ 이 뜻을, 쫓아

◆ 예수 그리스도의 몸을 단번에 드리심으로 말미암아 우리가 거룩함을

얻었노라(히브리서 10장 10절) 하셨습니다.

◆ 이것이 우리를 위한

◆ 하나님의 '사랑의 증거'이십니다.

◆ 만군의 여호와께서 맹세하여 가라사대, 나의 생각한 것이 반드시 되며, 나의 경영한 것이 반드시 이루리라.(이사야 14장 24절) 하셨습니다.

◆ 하나님께서는 창세기 15장에서 아브라함과 약속을 하십니다. 이 약속은 출애굽 모세 때 다 이루어졌습니다. 그리고 구약 선지자들과의 약속은 예수님 초림 때 다 이루어졌습니다.(요한복음 19장 30절)

◆ 하나님과 예수님이 제자들에게 약속하신 신약의 예언 '요한계시록'은 주 재림 때인 오늘날 다 이루어지고 있습니다.

◙ 하나님께서는 약속하신 것을 이루셔야 하고, 우리는 이루신 것을 믿어야 합니다.

◙ 우리의 신앙은 하나님의 약속을 믿는 것입니다.

◙ 이것이 '약속이며 믿음'입니다.

♣ 교회(敎會)

교(敎): 가르칠 교.
회(會): 모을 회.

⚜ 나 도인:
◙ 교회(敎會)는 '종교단체의 모임'이라고 국어사전에 기록되어 있지만, '교회'라는 뜻은 '모아놓고 가르치는 곳'입니다.
⚜ 명도:
◙ 무엇을 가르치는 겁니까?

✤ 나 도인:

☑ 하나님의 뜻과 말씀을 가르쳐야 합니다.

☑ 세상적인 것이 아닌 오직 '하늘의 것'을 가르쳐야 합니다.

☑ 교회를 다니면 하나님의 뜻과

☑ 하나님이 어떤 분이신지 알아야 합니다.

☑ 하나님의 뜻을 알지 못하면서 행하는 열심은

☑ 하나님의 의를 세우는 것이 아니라 자기의

☑ 의를 세우는 것이 되기 때문입니다.(로마서 10장 2~3절)

✤ 명도:

☑ 보이지 않는 하나님을 알 수 있는, 방법이 있습니까?

✤ 나 도인:

◆ '말씀'이 곧 '하나님'이십니다(요한복음 1장 1절)

◆ '말씀'을 알아야 '하나님'을 아는 것입니다.

◆ 말씀을 알아야 '하나님의 뜻'을 알 수 있습니다.

◆ '하나님의 말씀' 속에

◆ '하나님의 뜻'이 담기어져 있기 때문입니다.

◆ 하나님의 보내신 이는 하나님의 말씀을 하나니

◆ 이는 하나님이 성령을 한량없이 주심이라.(요한복음 3장 34절)

◆ 하나님은 모든 사람이 구원을 받으며 진리를 아는데 이르기를 원하십
니다.(디모데전서 2장 4절)

◆ 구원을 받기 위해서는 '진리'를 알아야 합니다.

◆ 진리는 하나님의 말씀입니다.(요한복음 17장 17절)

✤ 명도:

☑ 보이지 않는 하나님을 어떻게 알 수 있습니까?

✤ 나 도인:

◙ 하나님을 알려면 계시(啓示)를 받아야 합니다.

◙ '계시는 열어서 보여준다는 뜻'이며,

◙ '계시는 성경의 참뜻을 깨닫는 것'이며,

◙ 계시는 하나님의 아들을 통해서만 받을 수 있습니다.

◆ 내 아버지께서 모든 것을 내게 주셨으니, 아버지 외에는 아들을 아는 자가 없고, 아들과 또 아들의 소원대로 계시를 받는 자 외에는 아버지를 아는 자가 없느니라.(마태복음 11장 27절) 하셨습니다.

◙ 하나님도 예수님도 천사님도 눈으로 볼 수 없으므로 '보이는 하나님'께 물어보아야 합니다.

✤ 명도:

◙ 보이는 하나님?

✤ 나 도인:

◙ 그렇습니다. 보이는 하나님은 곧 '말씀'입니다.(요한복음 1장 1절)

◙ 하나님은 말씀을 통해 역사하시므로

◙ 성경(聖經)을 통해 하나님을 만날 수 있습니다.

◙ 하나님께서는 '약속의 목자'를 통해

◙ '하나님의 뜻'을

◙ '성경(聖經)으로 증거 하게 하십니다.⇒하나님은 믿는데 말씀(성경)은 모르거나 안 믿는다면,

◙ 빈껍데기 '신앙인'입니다.

◙ 하나님께서 약속하신 '참 목자'도

◙ '말씀⇒성경(聖經)'을 통해 만날 수 있습니다.

✤ 명도:

◙ '목자'라고 하면 교회에서, 목회를, 하는 목사님을 말하는 것입니까?

✤ 나 도인:

◙ 네 맞습니다. '목사'라는 단어는 성경 66권 속에 단 한 번밖에 나오지 않습니다.(에베소서 4장 11절) 성경을 통해 하나님께서 약속하신 '참 목자'를 만나야 합니다. 그래야 '하나님의 뜻'을 알고

◆ 하나님의 뜻대로 행해야 천국에 들어갈 수 있으며,

◆ 구원받을 수 있습니다.

◆ 나더러 주여! 주여! 하는 자마다 천국에 다 들어갈 것이 아니요. 다만 하늘에 계신 내 아버지의 뜻대로 행하는 자라야 들어가리라.(마태복음 7장 21절) 하셨습니다.

◆ 또 하나님께서 호세아 선지자에게 '내 백성이 지식이 없으므로 망하는도다'(호세아 4장 6절) 하셨습니다.

◙ '내 백성이라 함'은 불신자가 아닌,

◙ 교회를 다니는 '하나님을 믿는 백성'을 말합니다.

◙ 지식이 없어 망한다는, 이 지식은 곧 '말씀'입니다.

◙ 이 지식의 말씀을 가르치는 하나님께서 약속하신

◙ '약속의 목자'를 만나야 합니다.

✤ 명도:

◙ 목자요?

✤ 나 도인:

◙ 목자라, 함은 '예언의 목자'와 '약속의 목자'와 '일반 목자'가 있습니다.

♠ 예언의 목자는

♠ 하나님께서 장래에 이루실 일을 알리기 위해 택하신 목자입니다.

♠ 하나님께서 이루실 계획을 먼저 알았다 해서 '선지자'라고도 합니다.

♠ 예수님이 오시기 전 암흑기 시대 때 하나님께서

♠ '메시아' 관한 예언을

♠ 16명의 선지자(17권의 선지서 이사야~말라기)를 통해 알려주셨습니다.

◎ 장래에 이룰 예언은 하나님의 약속이며 '예언서'입니다.

◎ 이룰 때에는 예언대로 이루시며

◎ 예수님이 오시기 전의 예언은 '구약'이며,

◎ 예수님이 오신 이후의 예언은 '신약'입니다.

◎ '예언의 목자'는 본인이 주인공이 아닙니다.

◎ '약속의 목자'가 나타나면

◎ 예언의 목자는 그의 임무가 끝나는 것입니다.

◎ 초림 때, 예수님이 오시기 전에 예언의 목자 즉

◎ 길 예비 사자가 '세례요한'입니다.

✤ 명도:

◎ 길 예비자?

✤ 나 도인:

◎ '길 예비 사자'라 하면 언약의 사자(약속의 목자)가 출현하기 전에 앞길을 예비하는 자이며,

◎ 모세 때는 모세의 형 '아론'이 모세의 길 예비 사자였고,

◎ 초림 때는 '세례요한'이 예수님의 길 예비 사자였습니다.

◎ 예수님의 사역이 있기 전에 광야에서 엘리야의 이름으로 온 '세례요한'

이 천국이 가까이 온 것을 전파하였고(마태복음 3장 1~3절)

◙ 요단강에서 예수님이 하나님의 아들이심을 증거 하였습니다.(요한복음 1장 28~34절) 그러나 세례요한은 예수님과 하나 되지 않고 배신(배도자)하게 됩니다.(마태복음 12장 30절)

◙ 세례요한의 아버지는 당시 제사장 '사가랴'였고, 어머니는 모세의 형 '아론의 자손' '엘리사벳'입니다.(누가복음 1장 5절)

◙ '엘리사벳'이 '수태'를 못하고

◙ 나이 많은 두 사람에게 자식이 없었는데,

◙ '사가랴'에게 천사가 나타나서

◙ 네 아내 엘리사벳이 네게 아들을 낳아주리니

◙ 그 이름을 '요한'이라 하라, 하셨습니다.

◙ 사가랴 는 나는 늙었고, 아내 엘리사벳도 나이가 많은데, 어찌 가능하겠습니까 하고

◙ 믿지 않았습니다.

◙ 천사가 대답하시기를 나는 하나님 앞에 섰던

◙ '가브리엘'이라 보내심을 입고

◙ 좋은 소식을 전하는데 네가 믿지 못하니

◙ 엘리사벳이 아이를 낳아 이름은

◙ 요한이라 지을 때까지 '벙어리'가 되어

◙ 말을 못 하리라 하시고, 때가 이르면

◙ 내 말이 이루리라 하셨습니다.

◙ 엘리사벳이 아들을 낳아 부친의 이름을 따라

◙ '사가랴'라 하고자 했는데, 모친이

◙ '요한'이라 한다고 하니

◙ 그때까지 벙어리로, 있던 부친이 서판에 이름을

◙ '요한이라 쓰매' 기이히 여기더니

◙ 벙어리로 있던 사가랴의 입이 열리고

◙ 혀가 풀리며 말을 하여 하나님을 찬송하였습니다.

◙ '길 예비자 세례요한의 사명'은 언약의 사자인 예수님 앞에 출현하여 '예수님의 앞길을 예비'하는 일이었습니다.

◙ 모세 때, 길 예비자 아론도,

◙ 예수 초림 때, 길 예비자 세례요한도,

◙ 주 재림 때, 길 예비자 일곱별, 일곱 사자들도,

◙ 하나님께서 택하신

◙ '약속의 목자'와 하나 되지 못하고

◙ 배도를 하게 됩니다. 자신이 배도자인지 모릅니다.

◙ 하나님께서 들어 쓰는 사자입니다.

♠ 영은 육(사람)을 들어 역사하십니다.

◙ 길을 예비하는 역사는 주 재림 때, 오늘날에도 똑같이 있게 됩니다.

◙ 하나님께서 먼저 '길 예비 등불의 역사'를 열어서 이루게 하시고(계시록 1장 20절)

◙ 길 예비 등불의 '전에 침노한 멸망자'와

◙ '싸워 이긴 자'를 택하여, 아들을 삼아

◙ 유업을 잇게 하십니다.(계시록 21장 7절)

◙ 재림 때의 길 예비자의 실체를 알아야,

◙ 예수님이 보내시는

◘ '약속의 목자, 이긴 자'를 알 수 있습니다.

◘ '약속의 목자'는 하나님께서 선지자를 통해

◘ 성경(聖經)에 약속하신 목자입니다.

◘ 하나님께서 구약을 통해 약속하신 목자는

◘ 초림 때의 '예수님'입니다.(요한복음 5장 39절)

◘ 재림 때는 예수님께서 보내시는 사자가

◘ '약속의 목자'이며(요한계시록 22장 16절)

◘ 계시록 2~3장의 '이긴 자가 약속의 목자'이십니다.

✤ 명도:

◘ 교회에서, 목회를 하는 모든, 목사님들이 자기가 '약속의 목자'라고 하지 않습니까?

✤ 나 도인:

◘ 그건 하나님께서 택하신 약속의 목자가 아니고 '일반 목자'이며, 구약의 율법을 전하거나 예언이 이루어진 것을 보고 후대에 전하는 '일반 목자'에 불과합니다.

◈ 그 말을 어떻게 알리요 하면, 만일

◈ 선지자가 있어서 여호와의 이름으로 말한 일에

◈ '증험도 없고, 성취함'이 없으면 이는

◈ 여호와의 말씀 하신 것이 아니요. 그 선지가

◈ 방자히 한 말이니 너는 그를 두려워 말지니라.(신명기 18장 22절)라고 하신 말씀처럼

◘ '약속의 목자'는 '증험과 성취함'이 있어야 합니다.

◘ '예언의 목자'와 '약속의 목자'는

◎ 하나님께서 택하신 목자입니다.

◐ 일반 목자는 하나님께서 택하신 목자가 아닙니다.

◐ '거짓 선지자'가 많이 일어나 많은 사람을 미혹하게 하겠으며(마태복음 24장 11절)라고 한 이 말씀처럼,

● 거짓말을 가르치는 '거짓 목자'도 있습니다.

● 휴거다 뭐다 하면서 굶어 죽게 한다든지,

● '666을 바코드'라고 한다든지, 하나님의 일을

● 방해하고 핍박하기 위해 사탄이 세운 '거짓 목자'입니다.

◎ 말세 때는 예수님의 예언대로 '거짓 목자'가 많이 일어난다고 합니다.(베드로후서 2장 1절)

◎ 이 '거짓 목자'는 자기가 '거짓 목자'인 줄 모릅니다.

◎ 하나님과 예수님을 '믿기만 하면' '천국 간다고 거짓말하는 목자'입니다. 말씀(특히 요한계시록)은 몰라도 된다면서,

◎ 성경도 하나님의 뜻도 모르면서…

◎ 모른다고 해야 하는데, 몰라도 된다고 합니다. 허~얼!

◎ 말세 때는 '지구의 종말'이 아니요.

◎ '종교 세계의 종말'입니다.

◎ 밭은 세상이므로(마태복음 13장 38절)

◎ 성경이 말하는 세상 끝은 예수님이 씨 뿌리신 밭

◎ 곧 '기독교 세계의 종말'입니다.

◎ 말세 때인 오늘날 성도는 신약에 예언한

◎ '약속의 목자'를 만나야,

◎ '진리'를 알게 되며 '구원'을 얻게 됩니다.

◐ 너희는 이 세대를 본받지 말고, 오직 마음을 새롭게 함으로, 변화를 받

아, 하나님의 선하시고, 기뻐하시고, '온전한 뜻'이 무엇인지 분별하도록 하라 (로마서 12장 2절)라고 하셨습니다.

✤ 나 도인:

◙ 다음의 그림은 누구십니까?

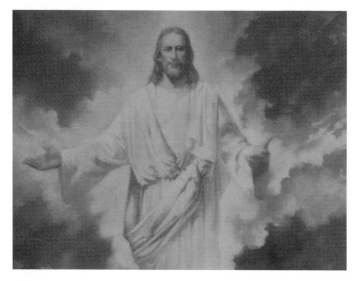

✤ 명도:

◙ '예수님'입니다.

✤ 나 도인:

◙ 네, 이 그림은 어느 누가 봐도,

◙ 절(㊛)에 스님께 물어봐도 '예수님'이라고

◙ 하실 겁니다. 그러나 자신이 알고 있는 이것이,

◙ '진리'일까요?

◙ 예수님은 이렇게 영화배우 못지않게 잘생긴 얼굴이 아닙니다.

◗ 그는 주 앞에서 자라나기를 연한 순 같고,

◗ 마른 땅에서 나온 줄기 같아서 고운 모양도 없고,

◗ 풍채도 없은즉 우리의 보기에 흠모할 만한

◗ 아름다운 것이 없도다.

◗ 그는 멸시를 받아서 사람에게 싫어 버린바, 되었으며

◗ 간 고를 많이 겪었으며

◗ 질고를 아는 자라, 마치 사람들에게

◗ 얼굴을 가리 우고 보지 않음을 받는 자 같아서

◗ 멸시를 당하였고,

◗ 우리도 그를 귀히 여기지 아니하였도다.(이사야 53장 2~3절)라고 하셨습니다.

◗ 이 말씀이 '예수님의 참모습'입니다.

✣ 명도:

◙ '하나님의 아들'인데 그림처럼 좀 잘생기게 태어나게 하시지, 말입니다.

✣ 나 도인:

◙ 사람은 외모를 보거니와 여호와는 중심을 보느니라.(사무엘상 16장 7절)
하셨습니다.

◙ 하나님의 아들이면서 얼굴까지 잘생겼다면, 사람 보고 신앙할까 봐 그
런 것이 아닐까요?

◙ 현재에도 목사님 보고 신앙하는 사람이 많답니다.(목사님을 따라 이사 가는
사람도 있답니다.)

◙ '신앙인'은 '하나님과 성경 말씀'을 믿고

◙ '신앙'해야 합니다. 하나님께서 택하신 목자는

◙ 비록 풍채도 없고 흠모할 만한

◙ 아름다운 것이 없어도, 그 속에 하나님의

◙ '생명의 말씀'이 들어있기 때문에

◙ 하나님의 말씀은 살았고, 운동력이 있어 좌우에 날 선 어떤 검보다도 예리하여, '혼'과 '영'과 및 '관절과 골수를 찔러 쪼개기'까지 하며, 또 '마음의 생각과 뜻을 감찰'하나니, 라고 하셨으며(히브리서 4장 12절)

◙ 지으신 것이 하나라도 그 앞에 나타나지 않음이 없고 오직 만물이 우리를 상관 하시는 자의 눈앞에 벌거벗은 것 같이 드러나느니라.(히브리서 4장 13절)라고 하셨습니다.

◙ 교회(教會)를 다니는 사람이라면

◙ 하나님을 믿는, '신앙인'이라면

◙ '하나님의 뜻'을 알아야 하고

◙ '성경 말씀'도 알아야 하고

◙ '성경 역사의 흐름'도 알아야 합니다.

♠ '창세 시대'에는

◙ 하나님께서 에덴동산에서

◙ '아담과 그 세계를 창조'하시고

◙ '하나님의 목적'은

◙ '생육 번성, 땅을 정복하고 다스리는 것'이었습니다.(창세기 1장 28절) 하지만

◙ 아담과 그 후손의 범죄로, 아담 세계가

◙ 홍수로 심판받게 됩니다.(창세기 3장, 6장, 7장)

♠ '율법 시대'에는

◙ '하나님의 목적'이 아브라함에게 예언한

◙ '가나안 7족을 정복하고 가나안 땅을

◙ 다스리는 것'이었습니다.(신명기 7장 1~4절)

◙ 모세는 율법을 기록한 돌판은 받았고(출애굽기 24장 12절), 율법 시대에는 '모세의 율법이 기준'이었습니다.

♠ '사사 시대'에는

◙ 이스라엘이 범죄 하여 이방에게 사로잡혔을 때,

◙ 하나님께서 그들을 구원시키기 위해 12명의

◙ 사사(재판관, 종교지도자)를 세우게 됩니다.(옷니엘, 에훗, 삼갈, 드보라, 기드온, 돌라, 야일, 입다, 입산, 엘론, 압돈, 삼손)

♠ '왕권 시대'에는

◙ 왕을 세워달라는 백성들의 요구에, 하나님께서

◙ '왕'을 세워 주십니다.(사울, 다윗, 솔로몬) 하지만

◙ '솔로몬의 범죄, 배도'로 이스라엘은

◙ 그 아들 시대에 둘로 나누어지게 됩니다.(열왕기상 11장)

● 북쪽의 이스라엘은 '앗수르'에게,

● 남쪽의 유다는 '바벨론'에게 멸망 당하게 됩니다.

♠ '선지 시대'에는

◙ 범죄 한 육적 이스라엘 가운데

◙ '하나님께서 택하신 선지자'이며,

◙ '장래사를 알린 목자'입니다.

◙ 구약 때 '이사야 선지자로부터 말라기 선지자'까지 구약의 '약속의 목자

예수님'을 알리는 일을 했습니다.(히브리서 1장 1절)

◎ 하나님이 아들을 통하여 말씀하신

◎ 옛적에 선지자들로 여러 부분과 여러 모양으로

◎ 우리 조상들에게 말씀하신 하나님이~라고 하신, 성경(聖經) 말씀처럼 약 500년 전,

◎ 격암유록(格庵遺錄)을 기록하신 우리나라 최고의

◎ '대 예언가이신 남사고〈南師古〉' 선생님의

◎ 천신으로부터 계시(啓示)를 받아 장래 일을

◎ 기록하신 내용이 '성경의 예언과 일치'한다는 것을, 알 수 있습니다. 참고로 보시면

♠ 남사고〈南師古〉 선생님의 예언(豫言) 중에

◎ 하늘의 대운수(大運數)가

◎ 대한민국으로 몰려온다는 말로 시작해서

◎ 西氣東來 救世眞人 辰巳聖君 正道令

　　(서기동래 구세진인 진사성군 정도령)

◎ 서양의 운세가 동방으로 오고 세상을 구원할 진인이 진사 양년에 성군으로, 바른 도를 가지고 오신다.

◎ 天澤之人 三豊之穀 食者永生 火雨露

　　(천택지인 삼풍지곡 식자영생 화우로)

◎ 하늘이 택한 사람이 가지고 오는 세 가지 풍성한 곡식 그것을 먹는 자는 영생하게 하는 양식이니 불, 비, 이슬이로다.

◙ (요한복음 6장 27절, 계시록 10장 8~11절, 예레미야 5장 14절)

◙ 요한복음 6장 27절~

썩는 양식을 위하여 일하지 말고 '영생하도록 있는 양식'을 위하여 하라. 이 양식은 인자가 너희에게 주리니 인자는 아버지 하나님의 인치신 자이니라.

◙ 계시록 10장 7~11절

7~ 일곱 번째 천사가 소리 내는 날, 그 나팔을 불게 될 때에 하나님의 비밀이 그 종 선지자들에게 전하신 복음과 같이 이루리라.

8~ 하늘에서 나서 내게 들리던 음성이 또 내게 말하여 가로되, 네가 가서 바다와 땅을 밟고 섰는 천사의 손에 펴 놓인 책을 가지라 하기로.

9~ 내가 천사에게 나아가 작은 책을 달라 한 즉 천사가 가로되, 갖다 먹어버리라 네 배에는 쓰나 네 입에는 꿀 같이 달리라 하거늘.

10~ 내가 천사의 손에서 작은 책을 갖다 먹어버리니, 내 입에는 꿀 같이 다니, 먹은 후에 내 배에서는 쓰게 되더라.

11~ 저가 내게 말하기를 네가 많은 '백성과 나라와 방언과 임금'에게서 다시 '예언'하여야 하리라 하더라.

◙ 天縱之聖 盤石井 一飮延水 永生水

 (천종지성 반석정 일음연수 영생수)

◙ 하늘이 내려 주신 성자는 반석의 샘과 같으니

◙ (고린도전서 10장 4절)

그 샘물인 성현의 말씀은 한번 마시고 이어 마시면 영생케 하는 물이다.

◙ (요한복음 4장 14절)

내가 주는 물을 먹는 자는 영원히 목마르지 아니하리니, 나의 주는 물은 그 속에서 영생하도록 솟아나는 샘물이 되리라.

◙ 四時長春 新世界 不老不死 人永春

　(사시장춘 신세계 불로불사 인영춘)

◙ 사계절이 긴 봄철과 같은 신세계가 오게 되면 늙지 않고 죽지 않고 인생이 영원히 청춘으로 살게 된다.(요한계시록 21장 1~4절)

◙ 末世汨染 儒佛仙 無道文章 無用也

　(말세골염 유불선 무도문장 무용야)

◙ 말세가 되면 모든 사람들이 오욕에 빠지고 물들어 유교, 불교, 선교의 모든 종교가 문장(경전)은 있으나 진리(도)가 없으므로 쓸모가 없다.(디모데후서 3장 1~7절)

◙ 上帝豫言 聖經設 世人心閉 永不覺

　(상제예언 성경설 세인심폐 영불각)

◙ 하나님께서 선지자들에게 말씀하신 '예언서'인 '성경 말씀'을 세상 사람들이 마음을 닫고 영영 깨닫지 아니한다.

◙ 마태복음 13장

●14절~

이사야의 예언이 저희에게 이루었으니 일렀으되, 너희가 듣기는 들어도 깨닫지 못할 것이요. 보기는 보아도 알지 못하리라.

● 15절~

이 백성들의 마음이 완악하여져서 그 귀는 듣기에 둔하고, 눈은 감았으니, 이는 눈으로 보고, 귀로 듣고, 마음으로 깨달아, 돌이켜 내게 고침을 받을까 두려워함이라 하였느니라.

◙ 世人何知 三豊妙理 有智者飽 無智飢

 (세인하지 삼풍묘리 유지자포 무지기)

◙ 세상 사람들이 어찌 하늘의 삼풍의 오묘한 이치를 알 수 있으리요. 그러나 지혜 있는 자는 깨달아 배부를 것이요. 무지한 자는 주릴 것이다.

● 다니엘 12장 10절~

많은 사람이 연단을 받아 스스로 정결케 하며 희게 할 것이나 악한 사람은 악을 행하리니, 악한 자는 아무도 깨닫지 못하되 오직 지혜 있는 자는 깨달으리라.⇒하셨습니다.

♠ '하늘 복음 시대'에는

◙ 언약의 사자=약속의 목자 예수님이 오실 것을 '길 예비 사자' 즉 '세례요한'을 통해 '예수님의 길을 예비'하게 하셨습니다.(말라기 3장 1절)

◙ 세례요한은 '약속되어있는 목자'였으며

◙ '예수님'이 오시면 '끝이 나야 하는 목자'였습니다.

♠ 하나님께서 예수님을 보내신 목적이

◆ 구약을 이루시는 것과(누가복음 24장 44절)

◆ 자기 백성을 '죄'에서 '구원'하실 것과(마태복음 1장 21절)

◆ 천국 복음의 '씨'를 뿌리시는 것과(마태복음 13장 24절)

◆ '장래에 있을 일'을 '예언'하시는 것이었습니다.(마태복음 14장 29절)

♠ '서신 시대'는

◘ 예수님과 제자들의 행적을 편지글로 기록하신 것입니다.

◘ 신약 성경, 로마서부터 유다서까지이며,

◘ 사도들의 신앙과 예수님의, 약속의 내용입니다.

♠ '재창조 계시록 완성 시대'에는

◘ 아담 범죄로 인한, 빼앗겼던 하나님의 나라가 온전히 회복되어 이 땅에 '재창조되는 시대'이며,

◘ '계시록 10장의 열린 책'을 받아먹은 목자에 의해 증거, 되는 시대이며, 열린 말씀으로 하나님의 나라가 완성되는 시대입니다. 성경 말씀을 깨닫고 지금이 어떤 시대인가를 알아야 합니다.

◆ 예수님께서도 외식하는 자여 너희가 천지의 기상은 분별할 줄을 알면서 어찌 이 시대는 분변치 못하느냐.(누가복음 12장 56절) 하셨습니다.

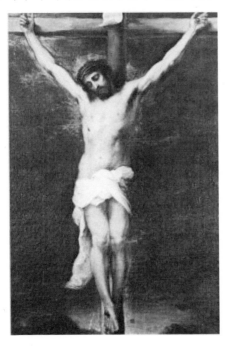

✤ 명도:

◘ 예수님은 왜? 십자가를 져야 했습니까?

✤ 나 도인:

◘ 예수님은 하나님의 성경이 임하신 '하나님의 아들'이십니다.(마태복음 3장 16~17절)

◘ 사람의 죄로 인해 하나님이 사람과 함께 하지 아니하시고 육체가 됨으로, 사람의 수명이 일백이십 년으로, 정해졌습니다.(창세기 6장 3절)

◆ 예수님께서 십자가를 지신 이유는(로마서 6장 6~7절)

✖ 첫째는 '사람의 죄를 해결하기 위해서'이고

✖ 둘째는 '영으로써' 돌아오셔서 죄 없는 사람(우리)과 '영원히 함께 살기 위해서' 십자가를 져야 했습니다.

◆ 이와 같이 그리스도도 많은 사람의 죄를 담당하시려고 단번에 드리신 바 되셨고, '구원'에 이르게, 하기 위하여 '죄와 상관없이' 자기를 바라는 자들에게 두 번째 나타나시리라.(히브리서 9장 28절) 하셨습니다.

◘ 초림 때에는 십자가를 지심, 으로 해결하셨지만,

◘ 재림 때에는 '재림의 역사'까지 알아야 합니다.

◘ '예수님께서 흘린 피의 효력'은 주 재림 때, 자기 백성들을 '예수님의 피로 사고 피로 씻어'

◘ '하나님의 나라와 제사장'을 삼으신다고 하셨습니다.(요한계시록 5장 9~10절)

◘ 하나님께서는 죄로 인해 죽게 된 인생들을 구원시키고자 죄가 없으신 예수님을 통해 십자가를 지심, 으로 죄 사함의 길을 열어주셨습니다.

◘ 주 재림 때 죄 사함, 받은 사람들에게 하나님과 예수님이 오셔서 영원히 함께 살고 싶어 하시는 것이 '하나님의 뜻'입니다.

♣ 교회사를 보면!

◎ 1900년경에 대한민국에 기독교가 들어왔습니다.

⚜ 명도:

◎ 1900년이라는 것은 무엇을 기준으로 한 것입니까?

⚜ 나 도인:

◎ 전 세계적으로 기독교인이든 아니든 누구든지 간에 현재 사용하고 있는 2020년은 예수님이 오신 날을 기준으로 한 것입니다. 그리스도 기원(서기)을 AD(Anno Domini)라고 하며, 예수님이 오시기 전 기원전을 BC(Before Christ)라고 합니다.

◎ 참고로 석가(부처님)께서는 예수님보다 나이가 약 500살이나 많은 형님이시고,

◎ 모세는 석가보다 1,000살이나 많은 형님이십니다.

◎ 아브라함은 모세보다 500살이나 많은 형님이시고,

◎ 아담은 아브라함보다 2,000살이나 많은 형님이십니다.

◎ 예수님이 오신 후 그리스도 기원(서기)

◎ AD 33년경, 예수님이 가시고 부활 승천 후

◎ AD 100년경, '사도 시대'에 '바울 사도'는 예수 복음을 땅 끝 이방에게 전했습니다. '하나님이 택하신 선민 이스라엘'이 안 받아 주어서 '해외로 추방당하면서까지 땅끝까지, 예수 복음'을 전했습니다.

◎ AD 313년경, '속 사도 시대'에 로마의 왕 '콘스탄티누스 왕'께서 예수님을 믿어도 된다는 '종교의 자유'를 주게 됩니다. 종교의 자유를 주었으나 예수님이 가심으로 밤이 온다는 말처럼 온전한 예수 복음이 아니고 변질되어 버리고 태양신을 섬기는 등 온갖 잡신이 섞이게 되는 희석된 종교가 되고 맙니다.

◎ AD 590년경에 바티칸에 본부를 두고 그래고리 1세로부터 '교황'이라는 칭호로 대주교, 천주교로 규정되어 집니다. '천주교(天主敎)'도 하늘을 주인으로 하는 '천주교회'입니다.

◎ 성경에 의하면'예수 그리스도의 12명의 사도 중, 베드로에게 특별한 권한을 부여하였고, 베드로는 예수님으로부터 위탁받은 교회의 수장으로서 하나님의 백성을 맡아 길러서 하나님과 예수님을 알리기 위해(목회를, 하기 위해) 로마에 '교회'를 설립하게 됩니다. 교황이 '성 베드로'로 시작해서 현재까지 260명이 넘는 교황님이 계십니다.

◎ '가톨릭(catholic)'이라는 말은 그리스어로 '보편적'이라는 뜻인데 교회를 나타내는 명칭입니다.(한국, 중국, 일본에서는 '천주교'라고 불려, 집니다)

◎ '천주교(天主敎)는 가톨릭' 즉 '하늘(하나님)을 주인으로 믿는 종교'라는 뜻입니다.

◎ 우리나라가 '천주교'라고 부르는 것은 우리보다 먼저 중국에서 하나님을 '천주(天主)'라고 불렀고 우리가 이것을 받아들였기 때문입니다.

◎ 천주교회는 '하나님을 주님'으로 섬기는 신앙인들의 공동체라는 의미를, 가집니다. '성당(聖堂)'이라고도 하며 이는 천주교회에서 신자들이 모여서 예배(미사)드리는 '교회당'입니다.

◎ 오직! '진리의 중심', '하나님, 예수님 중심', '성경 중심', '말씀 중심'이 되어야 '하나님의 뜻'을 알 수 있습니다.

✤ 명도:
◎ 우리 교회 목사님은 성경(특히 요한계시록)을 함부로 풀면 안 된다고 하던데요.
✤ 나 도인:

◘ 성경을 모르니까 그렇게 말하는 것입니다. 모르는 이유는 '천국 비밀을 비유로 감추었기 때문'입니다.

◘ '성경'을 모르면 '하나님의 뜻'을 알 수가 없습니다.

◘ 종교의 자유(속 사도시대)를 주었던 시대부터

◘ 변질 되고, 부패되기 시작했습니다.

◘ 예수님이 가심으로 밤이 온다는 것이 암흑기였고,

◘ 태양신을 섬기는 등의 온갖 잡신을 섬기는

◘ 영육 간의 타락이 있었으며

◘ 신부에게만 유일하게 성경을 소유할 수 있었고,

◘ 신부에게 헌금을 하고, 신부에게 축복 기도하면

◘ '연옥'에서 건져준다고 믿고 있었고, 신부와 수녀 사이에 태어난 아이를 항아리에 넣어 묻어버리는 신부의 부패한 모습도 있었습니다.

✤ 명도:

◘ '연옥'에서 건져준다는 것이 어떤 것입니까?

✤ 나 도인:

◘ 천주교에서 알고, 믿고 있는 '연옥'은 ⇨'천국과 지옥 사이' 즉 사람이 죽으면 천국으로 가기 전에, 영혼이 '연옥'에서 기다리고 있다가 거룩해지면, 천국으로 간다고 믿고 있는 곳입니다.

◉ 사람이 죽고 난 후 '연옥'에서 천년만년 기다려도 절대로, 절대로, 거룩해지지 않습니다.

✤ 명도:

◘ '거룩해지려면' 어떻게 해야 합니까?

✤ 나 도인:

◘ 거룩해지려면 '진리'를 알아야 하고 '성경 말씀'을 알아야 합니다.

◎ '진리'를 알지니 진리가 너희를 자유케 하리라.(요한복음 8장 32절)

◎ '저희를 진리로 거룩하게 하옵소서' '아버지의 말씀'은 '진리'니이다.(요한복음 17장 17절) 하셨습니다.

◎ '진리'는 '예언이 실상으로 이루어진 것'입니다.

◎ 하나님은 모든 사람이 구원을 받으며 진리를 아는데 이르기를 원하시느니라.(디모데전서 2장 4절) 하셨습니다.

◎ 오직! '진리의 중심, 하나님, 예수님 중심, 성경 중심, 말씀 중심'이 되어야 하는데, 죄를 지어도 교황에게 면제장을 받으면 모든 죄를 사해주는 불법과 불의, 타락과 부패의 그런 암흑기 시대에

◎ AD 1500년경, 용기 있는(?) '마틴 루터' 신부님이 '종교개혁'을 하게 됩니다.

성경을 가지고 보니 현실과 너무나 다르고 하나님, 주님만, 죄를 사해 줄 수 있는 권한이 있는데, 왜 당신이 하느냐 하면서, '95개의 반박문'을 가지고 종교개혁을 했습니다. 그런데 '천주교의 부패와 타락성' 때문에 생긴 것이 '개신교'입니다. 그런데 각종 교단, 교리, 교파가 생기면서 개신교가 더 부패하고 타락했습니다. '화'내지 말고 〈교회사니까 참고로 보세요, 사실이니까.〉

✤ 명도:

◎ 왜죠?

✤ 나 도인:

◎ '하나님의 말씀' '진리의 말씀'은 '하나'인데 성경도 모르면서 이쪽 교단 목회자가 저쪽 교단 교회에 설교, 목회를 할 수 없는 것이 그 증거입니다. 지금으로부터 약 백 년 전에 우리나라에 예수 그리스도의 기독교가 들어왔는데

◙ 교파가 현재 약 200개도 넘는다고 합니다. 서로 자기의 교단, 교리가 '진리'라고 싸우고 있습니다.

◙ 장로교(회)는 칼 빈이 창시자이며, 칼 빈은 절대 예정론을 믿지 않는 자들을 죽였습니다.

◙ 사람들의 대화 속에 정치와 종교는 아무리 싸워도 끝이 없다고들 합니다. 그러나 정치(당) 싸움은 끝이 없어도 '종교싸움'은 '성경을 보면 답이 있습니다' '끝이 있습니다'

◙ '성경(聖經)'을 모르는 것이 가장 큰 병'입니다.

◙ 오직! 진리의 말씀, 성경 중심이 되어야 합니다.

◙ 하나님의 뜻을 '말씀으로 글로써 표현한 것이

◙ '성경(聖經)'입니다.

◙ 성경(聖經)도 하나님의 뜻도 모르면서

◙ 하나님의 '말씀=씨'도 없으면서

◙ '하나님, 아버지'라고 부르는 것은

◙ 씨도 받지도 않았는데, 옆집 아저씨 보고

◙ '아버지'라고 부르는 것과 똑같습니다.

◆ 신앙인의 기준은 '말씀(言)'입니다.

◆ 사람은 어느 누구를 막론하고, 자기가 한 행위에 따라 '성경 말씀'으로 심판받게 됩니다.

◆ 예수님께서 나를 저버리고 내 말을 받지 아니하는 자를 심판 할 이가 있으니, 곧 나의 한 그 말이 마지막 날에 저를 심판하리라.(요한복음 12장 48절) 라고 하셨습니다.

◆ 또 내가 보니 죽은 자들이 무론 대소하고 그 보좌 앞에 섰는데, 책들이 펴있고 또 다른 책이 펴졌으니 곧 '생명책'이라, 죽은 자들이 자기 행위를

따라 책들에 기록된 대로 심판을 받으니(계시록 20장 12절)라고 하셨습니다.

◉ 성경책에 죽느냐 사느냐 하는

◉ '생사(生死)'가 달려 있습니다.

◉ 성경 기준으로 신앙하는 자가 구원을 받게 되며, 신앙인에게 가장 중요한 것이 사람의 말이 아닌 '성경 말씀'입니다. 성경을 모르니 하나님께서 보내신 예수님과 예수님의 사도들은 믿지 않는 불신자가 아닌 '하나님을 믿는 목자들에게' 이단 괴수라고 핍박받고 죽임까지 당했습니다.(마태복음 7장 51~53절)

◉ 예수님은 하나님을 믿는다는 이들에게 말씀하시기를

◉ 성경도 하나님의 능력도 알지 못하는 고로, 오해하였도다.(마태복음 22장 29절)라고 하셨습니다.

◉ 구약에서 하나님께서 약속하신 목자는 예수님입니다.

◉ 신약에서 하나님께서 보내시는 '약속의 목자'는

◉ 요한계시록 2장, 3장의 '이긴 자'입니다.(계시록 3장 12절, 21절)

♠ '이긴 자'는 계 10장의 열린 책을 받아먹은 목자입니다.

◎ 계 5장의 일곱 인으로 봉한 책과 같이 열린 말씀이 없는 교회에서, 목회를 하는 설교와 교육은 하늘에서 온 것이 아니며 사람의 계명을 가르치는 땅의 것입니다.(요한복음 3장 31~36절 참조)

◉ 나하고 맞으면 '선(善)'이고

◉ 내가 알고 있는 것이 '진리'라고 믿고

◉ 내가 알고 있는 것이 '기준'이 되면

◉ 해가 지구를 돌고 있다는 '천동설'의 주장처럼

◉ '진리'가 아닌데도, 그렇게 믿게 됩니다.

◉ 눈으로 보면 해가 동쪽에서 떠서 서쪽으로 지는 것이 당연하게 보이니

까요.

- ◈ 지구가 태양을 돌고 있다는 것도
- ◈ 지구가 둥글다는 것도
- ◈ '지동설'이 옳다고 말했을 때, 즉
- ◈ '진리'를 말했을 때, 그분(갈릴레이)은
- ◈ '돌았다는 심한 핍박을 받았습니다.
- ◈ 그래도 '지구는 돈다.'라고 말을 했다는.

- ◈ 여호와가 '정한 날에' 너를 나의
- ◈ '특별한 소유'로 삼을 것이요(말라기 3장 17절)
- ◈ '특별한 소유'가 '하나님이 정하신 것'입니다.
- ◈ 이것이 '신앙(信仰)'입니다.
- ◙ 신앙을 해야겠다고, 하나님을 믿어야겠다고 마음을 먹는 것도, 참 하나님을 만나는 것도, 하나님께서 택해주셔야 가능합니다.
- ✤ 명도:
- ◙ 하나님께서 택해주셔야 한다고요? 그냥 교회 나가서 '하나님 예수님 믿기만 하면' 되는 것 아닙니까?
- ✤ 나 도인:
- ◙ 네, 그러한 사람들이 바로 하나님을 믿는다고 하는 사람들이 하나님의 아들 예수님을 죽인 사람들과 같습니다. 하나님께서 택해주셔야 참 하나님을 만난다는 것을 세상일을 비유해보면,
- ♠ 유명한 대기업에 신입사원을 모집합니다(5명)
- ◙ 지원자가 1,000명이 넘었습니다. 수많은, 사람들이 이 회사에 들어가고 싶어 합니다. 1등부터 5등까지 들어갈 수 있겠지요? 합격한 사람은 당연히 자기가 잘해서 합격했다고, 당당하게 실력으로 입사했다고 생각합니다.

자신이 입사한 것입니까? 회사에서 선택해준 것입니까?

✿ 명도:

◙ ?!

✿ 나 도인:

◙ 그래도 이해가 잘 안되지요? 입사한 다섯 명 중에 6등도 포함되어 있었습니다. 만점에 가까운 1등을 한 사람은 회사에서 원하는 사람이 아니었습니다. 회사에서는 2등부터 6등까지의 다섯 사람을 선택했습니다.

◙ 중요한 것은 1등을 한 사람은 그 진실을 모릅니다. 1등을 한지도 모르고, 회사에서 자기를 택해주지도 않았다는 사실도 모릅니다. 자기가 6등을 해서 탈락되었다고 생각합니다. 그러니까 대기업에 입사하고 싶어도 회사에서 선택해주어야 한다는 것입니다.

◙ 어느 날 갑자기 신앙을 해볼까? 교회를 나가 볼까? 아니면 지인으로부터 신앙을 권유받는 것도 순전히 자기 생각인 것 같지만 천사의 손길이 있어야 합니다.

◆ '영'은 '육'을 들어 역사하십니다.
◆ 하나님께서 택해주셔야 '참 하나님'을 만날 수 있습니다.
◆ 청함을 받은 자는 많되 택함을 입은 자는 적으니라.(마태복음 22장 14절) 하셨습니다.
◆ 너희가 그 은혜를 인하여 '믿음'으로 말미암아 구원을 얻었나니 이것이 너희에게서 난 것이 아니요 '하나님의 선물'이라.(에베소서 2장 8절) 하셨습니다.
✿ 명도:
◙ '하나님의 선물?'

◙ '하나님?'

※ 하나님!

✤ 나 도인:
◈ 천지 창조주 하나님께서는 말씀으로 천지를 창조하셨습니다.(요한복음 1
장 1~4절)
◈ 하나님께서 창조하신 세계는 먼저 영의 세계를 창조하신 후, 육의 세계
를 창조하셨습니다.(창세기 1장 26~28절)
◈ 그러나 하나님이 통치하시던 세계에 범죄 한 천사가 출현하여 사탄이
되었고, 피조물인 아담의 세계가 범죄 함으로 하나님께서 이 땅에서 떠나가
시고, 인류 세계는 죄악 세상이 되고 말았습니다.(창세기 6장 1~3절)
◈ 계시록 성취 때, 예수님이 다시 오심(재림)으로 하나님께서 잃었던 하나
님의 세계를 다시 찾아 통치하시게 됩니다.(요한계시록 19장 6절)
✤ 명도:
◙ 보이지 않는 '하나님'을 어떻게 믿습니까?
✤ 나 도인:
◙ 당신은 양심이 있는 사람입니까? 라고 사람들에게 양심이 있느냐고 물
어보면, 양심 없는 사람이 어디 있나요? '양심이 없으면 짐승이지'라고 합니
다. 그러나 양심을 보신 적이 있나요? 물어보면, 본 적이 없다고 합니다.
◙ 하나님은 보이지 않으니까 없다고 하면서, 양심은 보이지 않는데, 있다
고 합니다. 양심을 볼 수가 없듯이 영혼 역시 눈으로 볼 수 없지만, 분명히
존재하십니다.
◙ 사람의 몸이 '육신(육체)'과 '영'과 '혼'으로 이루어져 있습니다. 영혼이 육
체에서 분리가 되는 것을 우리는 죽었다, 즉 '돌아가셨다'라고 표현을 합니

다.

◙ 어디로 가셨을까요?

◙ 육체는 흙으로 돌아가고, 영혼은 영혼의 주인이신 하나님께로 돌아가는 것을 말합니다. 우리의 영혼을 볼 수 없듯이, 하나님이 영으로 계시기 때문에 눈으로 볼 수가 없는 것입니다. 보이지 않는 영으로 계신 하나님을 믿으려면 '하나님의 말씀인 성경(聖經)'을 통해서 믿는 것입니다.

◈ 태초에 말씀이 계시니라, 이 말씀이 하나님과 함께 계셨으니 이 말씀은 곧 하나님이시니라.(요한복음 1장 1절) 하셨습니다.

◙ 눈에 보이는 대로 해가 동쪽에서 서쪽으로 지는 것이다, 라고 한다면 어리석은(얼이 썩은) 사람입니다.

◈ 어리석은 자는 하나님이 없다고 부정하고, 지혜로운 자는 하나님을 계신다고 인정합니다. 하나님께서 인생을 살피시는 존재라고 합니다.(시편 14편 1~2절)

◙ 눈으로 볼 수 있는 것이 30%, 볼 수 없는 것이 70%나 존재합니다. 보이는 것은 보이지 않는 것에 의해 이루어졌고 또한 존재한다고 합니다. 하나님께서는 보이지 않는 세계까지도 창조하셨습니다.

❀ 명도:

◙ 도대체 '하나님'은 어떠한 분이십니까?

❀ 나 도인:

◈ '하나님은 천지 만물을 창조하신 창조주'이십니다.(창세기 1장 1절)

◈ 집마다 지은이가 있으니 만물을 지으신 이는 하나님이시라.(히브리서 3장 4절) 하셨습니다.

◈ 하나님은 영(靈)이십니다.(요한복음 4장 24절)

◈ 하나님은 스스로 계신 분이시고(출애굽기 3장 14절)

◈ 하나님은 만물을 홀로 창조하신 분입니다.(이사야 44장 24절)

◈ 하나님은 우주 만물을 창조하신 유일하신 분입니다.(이사야 46장 9절)

✿ 명도:

◎ 그럼 왜? 하나님이 없다고 할까요?

✿ 나 도인:

◈ 오직 그에게만 죽지 아니함이 있고 가까이 가지 못할 빛에 거하시고 아무 사람도 보지 못하였고 또 볼 수 없는 자시니 그에게 존귀와 영원한 능력을 돌릴지어다. 아멘.(디모데전서 6장 16절)

◈ 아무 사람도, 본 사람도, 볼 수도 없는 분이시라고 하셨습니다. 보이지 않으니 없다고 하겠지만 분명 존재하십니다.

✿ 명도:

◎ 하나님을 왜 믿어야 합니까?

✿ 나 도인:

◈ 하나님은 인생이 아니시니 식언치 않으시고 인자가 아니시니 후회가 없으시도다. 어찌 그 말씀 하신 바를 행치 않으시며 하신 말씀을 실행치 않으시랴.(민수기 23장 19절)라고 하셨습니다.

◈ '하나님'은 만민에게 '생명과 호흡과 만물'을 친히 주시는 분이십니다.(사도행전 17장 25절)

◈ 하나님은 죽이기도 하시고 살리기도 하시며, 음부에 내리게도 하시고 올리기도 하시며, 가난하게도 하시며 높이기도 하십니다. 가난한 자를 진토, 에서 일으키시며, 빈핍한 자를 거름더미에서 드사 귀족들과 함께 앉게 하시며 영광의 위를 차지하게 하시는 도다.(사무엘상 2장 6~8절) 하셨습니다.

◈ 하나님은 거짓이 없으시고 영원한 때 전부터 약속하신 '영생의 소망'을

주셨습니다.(디도서 1장 2절)

　　◘ 하나님은 사람에게 '하나님의 형상'대로 지음 받은 '영혼'을 주셨습니다.

　　◆ '하나님을 알아야 하는 이유'는

　　◆ '영생을 얻기 위함'입니다.(요한복음 17장 3절)

　　❋ 영이신 하나님이 모세를 부르시고 나서.

　　◆ 출애굽기 3장 13~15절

　　◆ 모세가 하나님께 고하되, 내가 이스라엘 자손에게 가서 이르기를 너희 조상의 하나님이 나를 너희에게 보내셨다 하면, 그들이 내게 묻기를 그의 이름이 무엇이냐 하리니 내가 무엇이라고 그들에게 말하리이까.(13절) 하고 물으니,

　　◆ 하나님이 모세에게 이르시되, 나는 스스로 있는 자니라. 또 이르시되, 너는 이스라엘 자손에게 이같이 이르기를 스스로 있는 자가 나를 너희에게 보내셨다 하라.(14절)

　　◆ 하나님이 또 모세에게 이르시되 너는 이스라엘 자손에게 이같이 이르기를 나를 너희에게 보내신 이는 너희 '조상의 하나님' '아브라함의 하나님' '이삭의 하나님' '야곱의 하나님' '여호와'라 하라. 이는 나의 '영원한 이름'이요. '대대로 기억할 나의 표호'니라.(15절)라고 하셨습니다.

　　◘ 하나님은 시대 시대마다 하나님께서 택하신 사람이 있었습니다. 하나님은 어떤 사람을 택하셨을까요?

　　아담 이후 아담의 9대손 노아를 택하시고 노아의 10대손 아브라함을 택하시고, 그리고 모세를 택하십니다. 모세를 택하시기 전 아브라함의 자손을 살펴보겠습니다. 특히 '요셉'

　　아브라함은 아담의 19대손이며 원래 이름은 아브람이며 99세에 전지전능

하신 하나님이 나타나시어, 언약을 하시며 많은 무리의 아비, 열국의 아비라는 뜻의 '아브라함'이라는 이름을 주십니다.

◈ 아브라함은 100세에, 아들 '이삭'을 낳습니다.(창세기 21장 5절)

◙ 하나님은 아브라함을 시험하시기 위해(믿음에 대한) '아들 이삭을 번제'로 드리라고 하십니다.

다른 사람 같으면, 어찌 눈에 넣어도 안 아플 아들을 번제로 드리라고 하십니까? 어린양으로 하면 안 됩니까? 했을 텐데, 두말하지 않고 아브라함은 아침 일찍 이삭을 데리고 하나님이 지시하신 곳으로 가서 이삭을 결박하여 단 나무 위에 놓고 칼로 아들 이삭을 잡으려 하는 순간, 하나님께서 네 아들 네 독자라도 내게 아끼지 아니하였으니 네가 여호와를 경외하는 줄을 아노라, 하셨습니다.

◙ 아들 독자를 하나님께 번제로 드리려고 한 아브라함에게 큰 복을 주고 '그의 씨로 말미암아' '천하 만민이 복을 얻도록' 하셨습니다.(창세기 22장)

◙ 이삭이 40세에 '리브가'를 아내로 삼았으나 아내가 잉태하지 못하여 여호와께 간구하여 쌍둥이를 잉태하게 됩니다. 이 쌍둥이는 어미 뱃속에서부터 싸웁니다.

✤ 명도:
◙ 태어나기 전부터 왜 싸웁니까?
✤ 나 도인:
◙ 하나님 여호와께서 동생 '야곱'은 사랑하셨고, 형인 '에서'는 미워하셨습니다.(말라기 1장 2~3절) 이런 세세한 부분까지 하나님께서 역사하십니다.
◙ 태어나기 전부터 큰 자(에서)가 어린 자(야곱)를 섬기리라 하셨습니다. 큰

자 '에서'는 어린 자 '야곱'에게 '장자의 명분'을 경홀히 여기고, 팥죽 한 그릇에 '장자의 명분을 맹세하고 야곱에게 팔아' 버립니다.(창세기 25장)

◘ 에서가 받아야 할 축복을 야곱이 받게 되고, 에서가 야곱을 죽이려고 하니, 야곱은 어머니 '리브가'의 오빠인 '외삼촌 집으로 도망'을 가게 됩니다.

◘ 야곱은 외삼촌의 둘째 딸 '라헬'을 얻기 위해

◘ '7년을 봉사'하고 딸을 취했는데, 아침에 보니

◘ 작은딸 '라헬'이 아니고, 큰딸 '레아'였습니다.

◘ 라헬을 얻기 위해 또 '7년을 머슴 생활'을 하고

◘ 좋아하는 '라헬'을 얻게 됩니다.

◘ 사람의 생각으로는 어찌 이럴 수가 있나 할 수도 있습니다. 그러나 하나님은 '아브라함과의 약속'을 지키기 위해 사람이 이해할 수 없는 방법까지 시행하시는 겁니다.

◘ 야곱은 두 사람(언니, 동생)의 부인과 두 부인의 여종, 언니 레아의 여종 실 바, 라헬의 여종 빌 하⇨4명의 부인으로부터 '열두 자식'을 낳게 됩니다.

◆ 레아가 낳은 자식

①르우 벤. ②시므온. ③레위. ④유다. ⑨잇사갈. ⑩스불론.

◆ 라헬의 여종 '빌 하'가 낳은 자식

⑤단. ⑥납 달리.

◆ 레아의 여종 '실 바'가 낳은 자식

⑦갓. ⑧아 셀.

◆ 그리고 사랑하는 부인 라헬이 낳은 자식

⑪요셉. ⑫베냐민.

◘ 하나님은 어떠한 사람을 택하실까요?

야곱⇒이스라엘⇒열두 형제 중에 노년에 얻은 아들 '요셉'을 다른 아들보다 깊이 사랑하였습니다. 요셉만 이뻐하고 채색옷(우리나라 같으면 색동옷)을 입혔고 배다른 형들이 양을 칠 때 잘못하면 아버지에 고자질하는 17살 소년⇒(우리나라 같으면 고등학교 1학년)이었습니다. 배다른 형들이 봤을 때, 요셉은 고자질이나 하는 뺀질뺀질한 '뺀질이'였습니다. 야곱이 요셉만 좋아하자 배다른 형제들은 요셉을 미워하고 불평이 많았습니다. 요셉이 꿈을 꾸고 형들에게 고하자 형들이 더욱 미워하게 됩니다.

◈ '요셉'은 꿈을 꾸기만 하면 형들에게 나의 꾼 꿈을 들으시오 했습니다.

◈ 우리가 밭에서 곡식을 묶었는데 요셉의 단은 일어서고 형들의 단은 내 단을 둘러서서 절을 하더라, 했습니다. 형들이 요셉 네가 왕이 되어 우리를 다스리겠느냐며, 그 꿈과 그 말로 인하여, 더욱 요셉을 미워하였습니다.

◈ 요셉이 다시 꿈을 꾸고 형들에게 고합니다. 또 꿈을 꾸었는데 '해와 달과 열한 별'이 내게 절을 하더이다, 라고 아버지와 형들에게 고합니다.(창세기 37장 9절)

◈ 아버지 야곱은 나와 네 어미와 네 형제들이 참으로 엎드려 네게 절하겠느냐, 라고 말하지만, 야곱은 그 말을 마음에 두고 있었습니다.

◈ 야곱은 세겜에서 양 떼를 치는 형제들이 잘하고 있는지 보고 와서 나에게 알려라, 하면서, 요셉을 세겜으로 보내게 됩니다. 양 떼를 잘 치지 않고 다른 곳(도단)에 가 있던 형제들이

◈ 요셉을 죽이려고 합니다. 멀리서 요셉을 보고

◈ '꿈꾸는 자가 오는 도다'하며, 요셉을 죽여 구덩이에 던지고 짐승에게 잡혀 먹혔다고 하자며 요셉이 입고 있는 채색옷을 벗기고 구덩이에 던져 버립니다.

◈ 여기서 하나님께서 장남 르우벤 에게 역사하십니다.

◈ 장남 르우벤은 생명은 상하지 말자 하고 구덩이에 던졌는데 그 구덩이는 빈 것, 그 속에는 물이 없었습니다. 구덩이에 물이 있었다면 익사를 할 수 있으니 이 또한 하나님께서 역사하신 것입니다.

◈ 레아가 낳은 자식 '유다'가 형제들에게 말하기를 우리가 동생을 죽이고 그의 피를 은익 한들 무슨 유익이 있겠소. 이스마엘 사람에게 팔아버리자 합니다.

◈ [이 '유다'는 '은 이십 개에 '요셉'을 팝니다. 그 '유다'(예수님을 판 유다)는 '은 30개'에 예수님을 팔고 스스로 뉘우치고 스스로 목매어 죽습니다.(마태복음 27장 3~5절) 스스로 죽은 것 같지만, 하나님께서 역사하신 것입니다.]

◈ 요셉을 미디안 상고들에게 은 이십 개에 팔아버리고 요셉은 애굽으로 가게 됩니다. 장남 르우벤은 요셉의 채색옷을 찢어서 수 염소의 피를 적시고, 요셉이 악한 짐승에게 잡아 먹혔다고 야곱에게 거짓말을 하게 됩니다. 미디안 사람이 애굽에서 바로의 신하 시위대장, 보디발에게 요셉을 팔게 됩니다.(창세기 37장) 이 또한 하나님께서 역사하신 겁니다.

◙ 바로의 신하 시위대장 애굽 사람 보디발이 그(요셉)를 그리로 데려간 이스마엘 사람의 손에서 그를 사니라(창세기 39장 1절) 했습니다. 사람을 샀다고 하면 사람이 아니라 노예 즉 물건 취급하듯 팔을 잘라도 또는 죽여도 아무 말을 못하는 것입니다. 여기서 눈여겨볼 것은

◈ 창세기 39장 2절~
여호와께서 요셉과 함께하시므로 그가 형통한 자가 되어 '범사에 형통'하시게 하셨는데

◈ 사람의 생각으로 보면, 하나님께서 함께 하시면서 범사에 형통하게 해주신다면, 노예로 팔려 간 요셉을 애굽에서 풀려날 수 있도록 해주시고 아

무 걱정 없이 풍요롭게 살 수 있도록 해주시는 것이 범사에 형통케 하시는 것이 아닌가, 라고 할 수 있습니다. 그러나 하나님께서는 요셉을 보디발 주인을 섬기며 은혜를 입게 만듭니다. 보디발의 집과 모든 소유물을 주관하게 하는 ①'가정 총무를' 삼도록 하십니다.

◈ 요셉에게 다시 한번 '위기'가 옵니다. 용모가 준수하고 아담한 요셉에게 보디 발의 아내가 '동침'하기를 청합니다. 거절하는 요셉을 날마다 청하였으나 요셉이 거절을 하자 보디 발의 아내 그 여인이 옷을 잡고 동침하자 하기로 요셉이 옷을 버리고 도망을 합니다. '자존심을 무참히 짓밟혀 버린 여인'이 요셉이 나를 '겁간'하려 해서 내가 소리를 지르니 옷을 두고 도망갔다고 보디 발 남편에게 고합니다. 보디 발이 심히 노해

✪ 요셉은 '왕의 죄수를 가두는 옥'에 갇히게 됩니다. 여기서도 여호와께서 요셉과 함께하시므로 '전옥(교도소장)'에게 은혜를 받게 하십니다. 전옥이 옥중 죄수를 다 요셉에게 맡기고 ②'제반 사무(행정업무)'를 요셉이 처리하게 합니다.

✪ 여호와께서 요셉과 함께하시므로 그(요셉)를 범사에 형통케 하셨다고 했습니다. 요셉이 갇힌 옥에 술 관 원장과 떡 굽는 관 원장이 들어오게 됩니다.

✪ 두 사람이 하룻밤에 꿈을 꾸었는데 각기 몽조가 달라 근심 빛이 있는 그들에게 요셉이 무슨 걱정이 있습니까 하니, 꿈을 꾸었는데 해석할 자가 없다 했습니다. 요셉은 '해석은 하나님께 있다' 하며 두 사람의 꿈을 해석해줍니다.

✪ 떡 굽는 관 원장의 꿈은 사흘 만에 죽는다는 것과 술 관 원장의 꿈은 사흘 안에 전직을 회복한다는 꿈 해석을 해주고, 술 관 원장 당신이 득의 하거든 나를 생각하고 내게 은혜를 베풀어서 바로에게 고하여 나를 건져내 주

소서 합니다.

◎ 나는 히브리 땅에서 끌려온 자요. 여기서도 옥에 갇힐 일은 행치 아니 하였나이다, 라고 사정을 했지만, 떡 굽는 관 원장은 꿈의 해석대로 죽었고, 술 관 원장은 꿈의 해석대로 전직을 회복하여 '바로', 앞에 갔으나

◆ 요셉을 기억하지 않고 잊어버리고 맙니다.

◎ 이쯤 되면 하나님이 함께 하시고 범사에 형통하게 하시는데, 왜? 감옥에 갇혀? '어째 이럴 수가!' '세상에 이런 일이'라고 할 수도 있지만, 요셉은 옥에서 2년을 기다립니다.

◆ 만 이 년 후에 '바로'가 꿈을 꿉니다.(창세기 41장 1절)

♣ 흉악하고 파리한 일곱 암소가 살찐 일곱 소를 먹는 꿈과 세약한 일곱 이삭이 무성하고 충실한 일곱 이삭을 삼키는 꿈을 꾸고, 애굽의 술객과 박사를 불러 그 꿈을 고하였으나 해석하는 자가 없었습니다. 그때 술 관 원장께서 꿈 해석을 잘하는 '히브리 소년 요셉'을 옥에서 불러내게 됩니다. 바로가 요셉에게 내 꿈을 해석하는 자가 없도다. 요셉이 네가 꿈 해석을 잘한다고 하더라. 꿈 해석 좀 해다오! 하니, 요셉은 꿈 해석은 내게 있는 것이 아니라 '하나님께서 대답하실 겁니다' 하는 겁니다.

♠ 하나님께서는 이러한 요셉의 마음을 보신 것입니다. '자기 의를 드러내지 않고 오로지 하나님께 영광을 돌리는 착한 요셉'

♣ 바로의 꿈은 7년의 풍년과 7년의 흉년이며, 바로께서 꿈을 두 번 겹쳐 꾸신 것은 하나님이 이 일을 정하셨음이라 속히 행하시리니, 이제 바로께서는 명철하고 지혜 있는 사람을 택하여 애굽 땅을 치리 하게 하시고, 7년 풍년 때 7년 흉년을 예비하시면 흉년으로 인하여 멸망치 아니하리라 하였습니다.

⊠ 바로는 하나님의 신이 감동한 사람을 우리가 어찌 얻을 수 있으리요, 하고 요셉에게 이르되 하나님이 이 모든 것을 네게 보이셨으니, 너와 같이 명철하고 지혜 있는 자가 없도다. 하시면서 '요셉을 애굽의 총리'로 세우고, 인장 반지를 빼어 요셉의 손에 끼우고, 세마포 옷을 입히고, 금사슬을 목에 걸고…

⊠ '애굽 전국을 총리'하게 하였습니다.

⊠ 이 또한 하나님께서 바로 에게 '영을 들어 역사'하신 것입니다.

⊠ 요셉이 애굽의 '국무총리'가 되었을 때

⊠ 나이가 삼십 세 였습니다.(창세기 41장 46절)

⊠ 하나님께서 17세 뺀질이, 요셉을 낮은 사람의

⊠ 처지를 깨닫게 하는 노예의 시간을 거쳤고,

⊠ ①보디발의 '가정 총무'를 하게 하고,

⊠ ②옥에 갇혀 옥중 죄수들의

⊠ '제반 업무'를 처리하게 하고,

⊠ ③서른 살에 '애굽 총리'를 시키시며,

⊠ 13년 동안을 '하나님의 사람'으로 준비시키신 것입니다.

⊠ 요셉이 30세에 총리가 되었지만, 가나안 사람의 혼자였고 어찌 보면 껍데기였습니다.

⊠ 왕궁의 법도와 수많은 모략들, 어린 노예를 사 와서 옥에 갇혀 있다가 왕의 꿈 해석을 잘했다는 이유로 서른 살에 국무총리를 시키다니! 하는 시기 질투가 얼마나 많았겠습니까?

⊠ 그러나 하나님께서는 믿음의 시련을 주면서, 가장 낮은 신분의 노예를 거치면서, 가정 총무와 죄수들의 제반 업무와 나라 전체의 재정을 보게 하고 철저하게 준비시켰습니다. 13년 동안이나 하나님의 사람으로 만들었습니다.

◎ 요셉이 애굽의 넘버 투⑵가 되어야 창세기 9장의

◎ '가나안 땅'과 창세기 15장의 '사백 년 동안의 이방의 객' 이런 '아브라함과의 약속'이 이루어지는 것입니다.

◎ 단지, 사람과의 약속이 아니고

◎ 하나님의 사람을 찾아가는 것이었습니다.

◎ 성경에 약속된 약속을 지키시는 것입니다.

◎ '요셉'은 아브라함과 이삭과 야곱에게 맹세하신

◎ 땅에 내 해골이라도 메고 가라 하십니다.(창세기 50장 24, 25절)

◎ 모세가 요셉의 해골을 취하여 애굽 땅을 나가게 됩니다.(출애굽기 13장 18~19절)

◎ 여호수아를 통해 요셉의 뼈(해골)를 세겜에서 장사하게 됩니다.

◎ 야곱이 세겜의 아비 하몰의 자손에게 금 일백 개를 주고 산 땅이라

◎ 요셉 자손의 기업이 됩니다.(여호수아 24장 31~32절)

◎ 성경 속에 약속된 영적인 눈을 떠야 합니다. 성경의 내용은 창세기부터 요한계시록까지 일맥상통(一脈相通)합니다.

◈ '요한계시록'을 알아야 '창세기'를 알 수 있습니다.

◎ '요셉의 꿈처럼' 가나안 땅의 기근으로 요셉의 형들이 요셉 앞에 엎드려 절을 하게 됩니다.

♠ 여기서 '꿈'이라고 말을 하지만 '영이신 하나님의 영과 요셉의 영'이 만나는 것입니다.

◎ 나쁜 꿈(악몽)을 꾸어도 좋게 해석하려는 '꿈보다 해몽'이라는 말로 위로를 삼지만, 예를 들어 '뱀 꿈'을 자주 꾸는 사람은

◎ '악한 영'이 해(害)하려고 방해하는 것입니다. 겉으로는 착하게 열심히 살고 있는 것 같지만 늘 딴 생각을 하고 있을 수 있습니다. 불평, 불만이 많

고, 어디론가, 떠나고 싶다든지, 조용한 암자에 가서 혼자 살고 싶다든지… 이상한 소릴 합니다.

◙ 그 사람의 눈을 보면 불안한 모습이 보입니다.

◙ '눈이 영'입니다. 자기보다 영적 수준이 낮은 사람과 같이 있으면 과격해지기도 합니다. 그러나 자기보다 영적 수준이 높은 사람과 같이 있으면 겁나게, 유순해집니다.

◙ 처음엔 '기' 싸움을 하다가 높은 사람이 한마디도 안 하고 계속 듣기만 하다가 조용히 눈만 쳐다봐도 금방 알 수 있습니다.

◙ 사람은 착한데 악한 영이 그 사람을 지배하기 때문입니다.

◙ 악한 영이 좋은 일이 있을 때마다 방해를 합니다.

◙ 예를 들어, 어떤 일을 함에 있어서 A라는 사람이 하루에 두 시간을 일하고 10만 원을 버는 데 며칠 동안 쉽게 돈을 잘 벌었습니다. 이때 사탄이 방해를 합니다. 자신은 모릅니다. 일이 조금 더 많아졌는데 일을 한 시간 반쯤 하고 있을 때, B라는 한 사람을 더 불러서 둘이서 두 시간 조금 넘게 일을 하고 끝냈습니다. 그런데 두 사람 다 똑같이 삯을 10만 원씩 받았습니다. A의 불평은 나는 두 시간을 했고, B는 한 시간도 안 했는데 왜 똑같은 10만 원이고? 입니다. 사탄의 방해인지도 모르고 기분이 나빠서 더러워서 못하겠다로, 생각이 바뀌게 됩니다.

◙ 이럴 때 호사다마(好事多魔)라는 말로 위안을 삼고 넘깁니다.

◙ '호사다마'는 좋은 일에는 탈이 많다. 즉

◙ 마(魔: 마귀 마)가 들기 쉽다는 말인데, 이

◙ '마(魔)'에 귀신 귀(鬼)자가 들어있습니다.

◙ 좋은 일이 있을 때마다 이 귀신이, 방해를, 합니다.

◙ 그 원인은 자기 자신에게 있는데

◙ 그 원인을 남에게 돌립니다.

◙ '너 때문에' 그렇다는 것으로.

◙ 그리고 또

◙ 그런 와중에 A는 '착한 마음으로 봉사'를 해야겠다는 마음으로 봉사 단체에 들어가 하루 종일 봉사를 하기로 합니다. 몇 팀이 짝을 지어 열심히, 봉사를, 했습니다.

그런데 저쪽 한 팀은 봉사하러 온 건지 놀러 온 건지 장난만 치는 것 같았습니다. 화가 났지만 봉사하러 와서 기분 좋게 하고 가야지 하고 열심히 하는 사이에 신문사에서 와서 '열심히 봉사하는 사람들'이라는 제목으로 사진을 찍고 갔습니다.

◙ 다음날, 장난만 치던 그 팀이 신문에 나온 것입니다. 열심히 봉사하는 사람으로! A의 불평은 하늘을 찌를 듯하게 됩니다. A는 봉사 단체와 신문사와 장난팀을 생각하며 세상에 이런 엉터리가 어디 있냐고 두 번 다시 '봉사'라는 생각을 안 하게 됩니다. '봉사' 같은 것은 할 필요가 없다고 생각하게 됩니다.

◙ 늘 불평, 불만이 많으면 잘해주고도 좋은 소리를 못 듣습니다.

◙ 악한 영이 '봉사'라는 '착한 일'마저도 불평이 많은 'A'라는 사람에게 못하게 하는 것입니다. 이 또한 '영의 상태'를 말하는 것입니다.

✤ 명도:

◙ 이럴 땐 참말로 어떻게 해야 합니까?

✤ 나 도인:

◆ 잡신이 얼씬거리지 못하도록

◆ '크신 영(靈)'을 받아들여야 합니다.

◆ 그리고 이해가 안 되겠지만

◆ '범사에 감사함'으로

◈ '자신이 변하지 않으면 안 됩니다.'

◈ '이 소리가 귀에 들려야 합니다.'

♣ 경서(經書)

◙ 經(글 경, 거룩할 경, 경서 경)

◙ 書(글 서, 기록할 서)

✤ 나 도인:

◙ 경서(經書)라 함은 옛날 중국의 성인과 현인들의 가르침을 기록한 책 이름의 총칭으로 四書(사서) 五經(오경) 따위를 말합니다.

◈ '글'이란 '말을 글자로써 나타낸 기록'입니다.

◙ 글 중의 글, 거룩한 글, 경서(經書)!

◙ 사서오경은 유교의 대표적인 경서로 불러 지며,

◙ 불경(佛經), 성경(聖經)도 경서(經書)라 합니다.

◙ 유교의 사서오경은 '공자가 창시'하였으며 사람의 글로써 인서(人書)입니다.

◙ 불교의 불경은 '석가모니가 창시'하였으며 이 또한 사람의 글로써 인서(人書)입니다.

◙ 이슬람교의 코란은 '마호메트가 창시'하였으며 이 또한 사람의 글로써 인서(人書)입니다.

◈ 하지만 기독교의 성경은 하나님과 예수님이 창시자이시며 신(神)의 글로써 신서(神書)입니다.

♠사람은 잠시 후에 무슨 일이 일어날지 모르기 때문에 미래에 대한 공포와 두려움으로 종교에, 대한 관심을 가지는 사람들이 많습니다. 고독과 외로움 속에서 방황하고 씨름하며 후회하기도 하지만, 죽음 문제에 대한, 그리고 사후세계에 대한 것을 제시하는 종교를 통해 신앙을 하고자 하는 것 같습니다.

◙ 어떤 사람은 절(寺)에 가면 마음이 편안해진다고 합니다.

그래서 '불교인'에 가깝다고 말합니다. 그런 마음을 종교(宗敎)라고, '종교인' 이라고 할 수 없습니다.

◈ 모태신앙(어머니 뱃속에서부터 교회를 다녔던)이라고 하면서, 태어나면서부터 교회를 다녔고, 착한 이미지의 교회 오빠로, 성당 다니는 착한 언니로, 그리고

◈ 하나님과 예수님을 믿기만 하면 구원을 받는다는, 아니 이미 구원을 받았다고 믿고 있는, 그런 오래된 교인이라 할지라도 '성경과 하나님의 뜻'을 모르면 종교인(宗敎人) 즉 신앙인(信仰人)이라고 할 수 없습니다.

✤ 명도:

◙ 종교(宗敎)란 무엇입니까?

✤ 나 도인:

◙ 종교의 의미는 宗(으뜸 종), 敎(가르칠 교)

◈ 으뜸가는 가르침.

◈ 하늘의 것을 보여주는 것.

◈ 하늘의 하나님(참신)의 뜻을 보여주고

◈ 효(孝)와 도(道)를 가르치는 것입니다. 그리고

◈ 종교(宗敎)는 내 안에 혼미 된 정신을 내쫓고

◈ 참 영(靈)을 받아들이는 것입니다.

✤ 명도:

◉ 신(神)은 왜? '스탈린'이나 '히틀러' 그리고 온갖 흉악범들 같은 '악인'을 만들었습니까?

✤ 나 도인:

◉ 악인을 만든 것은 참신 창조주가 아닙니다. 참신 창조주를 배신한 사악한 신이 사람을 빼앗아 자기 것으로 만들기 위해 그 사람 속에 들어가 악한 짓을 행하게 함으로 악인이 된 것입니다.

◉ 신(神)의 씨는 신의 말(言)이요,

◉ 악한 신이 들어가면 그 악한 신이 그 사람을 통해 악한 신의 뜻을 행하게 됩니다. 그러므로

◉ 악(惡)은 악한 신으로부터 시작되는 것입니다.

◉ 창조주께서 창조하신 모든 만물 중에 사람에게는

◈ '영혼'이 있음을 알아야 합니다. 이것을 아는 방법이 종교(宗敎)입니다.

✤ 명도:

◉ '종교(宗敎)를 가지면' 즉

◉ '으뜸가는 가르침을 받으면' 우리에게 뭐가 돌아옵니까?

✤ 나 도인:

◉ 종교(宗敎)를 가지는 목적은

◈ '영원한 생명'을 갖기 위한 것입니다.

◈ 예수를 죽은 자 가운데서 살리신 이의 영이 너희 안에 거하시면 그리스도 예수를 죽은 자 가운데서 살리신 이가 너희 안에 거하시는 그의 영으로 말미암아 너희 죽을 몸도 살리시리라.(로마서 8장 11절) 라고 하셨습니다.

◈ 영생의 소망을 인함이라, 이 영생은 거짓이 없으신 하나님이 영원한 때

전부터 약속하신 것인데(디도서 1장 2절)

◆ 내가 하나님의, 아들의 이름을 믿는 너희에게 이것을 쓴 것은 너희로, 하여금 너희에게 '영생이 있음을' 알게 하려 함이라(요한1서 5장 13절) 하셨습니다.

◆ 여호와를 경외하면 장수하느니라 그러나 악인의 년수는 짧아지느니라 (잠언서 10장 27절) 하셨습니다.

◆ 서양에서는 종교를 영어로 'Religion'이라고 합니다(re: 다시), (ligare: 묶다,연결 하다)

◆ 종교의 참주인은 하나님이시고, 사람의 죄로 인해 하나님께서 사람에게서 떠나가셨습니다. 그래서 사람의 년 수가 일백이십 년이 된 것입니다. (창세기 6장 3절)

◙ 사람의 생명을 다시 묶어 연결하기 위해 Religion (종교)를 가지려고 하는 것입니다. '영원한 생명'을 가지기 위해 '종교(宗敎)를 갖는 것입니다' 그리고

◙ 내가 믿는 것을 바라보고 소망(所望)하는 것이 신앙(信仰)입니다. '밑도 끝도 없이, 믿습니다.'가 아니라 약속한 사실(말)을 믿는 것이니, 한마디로 약속(約束)을 믿는 것입니다.

✤ 명도:
◙ 그렇다면 그 '약속(約束)'이 무엇인가요?
✤ 나 도인:
◆ '약속(約束)'은 바로 '영원한 생명'입니다.
◆ 그가 우리에게 약속하신 약속이 이것이니 곧 '영원한 생명'이니라(요한1

서 2장 25절) 하셨습니다.

◈ 신(神)의 존재를 인정하고 신의 글(말씀)을 알고 믿고 지키는 사람이 '신앙인' 즉

◈ '종교인(宗敎人)'입니다.

◈ 종교(宗敎)의 주인(主人)은 '하나님'이시고, 사람이 '종교의 주인 즉, 교주(敎主)'가 될 수 없습니다.

◈ '종교(宗敎)'는 '경서(經書)'가 있어야,

◈ '종교(宗敎)'라고 할 수 있습니다.

◈ 어떤 경서(經書)에도 '천지창조'는 없습니다.

◈ 종교(宗敎)를 좀 더 알아보자면, 종교에서 중요한 것은 '창시자와 신앙의 대상'입니다. '사서삼경'을 경전(經典)으로 하고있는 '유교(儒敎)'는 '창시자가 공자'이기에 '공자'를 알아야겠죠.

♠ 유교(儒敎)

✪ '공자'는 산둥 지방의 작은 도시에서 태어났습니다. 아버지보다 50살이나 연하인 셋째 부인에게서 태어났으며, 모친이 이 구 산에서 빌어 낳았다고 해서 이름은 '구'라고 합니다. 공무원 출신으로 법무부 장관 격인 '대 사구'까지 역임하였으나 큰 뜻을 이루지 못하고 정치를 포기했습니다.

✪ 공자의 사상은 윤리적인 사상이며, 공자와 제자들과의 대화 형식의 모음인 말들을 글로 표현한 '논어'라고 할 수 있습니다. 유교는 창시자가 공무원이기에 '종교'라고 하지 않은 학자도 있었답니다. 공자는 후대에 맹자에 의해 '공자 교'라고 불리기도 했지만.

✪ 공자는 아들 죽음에 충격을 받고, 1년 후 제자의 죽음에 충격을 받아 7일 후 74세로 임종하셨습니다.

◙ 특히 '유교'는 한국인의 생활에 특히 '남녀 차별'에 관한 영향을 준 사상이라고 할 수 있습니다.

◑ 우리나라 유교 사상에 대해, 어느 똑똑하고 용기 있는 며느리의 하소연을 들어 보면!

◑ 명절만 되면 여자라는 이유로 '시댁'에 가서 죽으라고 일만하고, 남편 놈은 남의 편 놈이 아니랄까 봐 티브이만 보고, 오락만 하고(집에선 설거지 담당인데), '처 갓집'에 가서도 눈치만 보고, 소파에 뒹굴뒹굴, 똑같은 직장인인데, 오직 여자라는 이유로 왜 차별, 받아야 하는가?

◙ 도대체 일 년에 제사가 몇 번이나 있는 거야?

아이쿠! 내 8자야! 그리고 '명절'은 왜 있는 거야?

◙ 같은 여자인데도 시댁만 오면 시누 년들이 지랄발광: (개지랄의 경북 방언)을 하질 않나. 지겹다 지겨워! 라고.

♥이젠! 여성 상위 시대!

◙ 유교(儒敎)는 한 마디로,

◙ '선비 유(儒)', '가르칠 교(敎)'

◙ '선비의 가르침'입니다.

◙ '종교(宗敎)'라고 볼 수 없습니다.

◙ '종교(宗敎)'는'미래'를 말할 수 있어야 합니다.

♠ 불교(佛敎)

◎ 인생의 진리를 깨닫고 해탈하고자 했던 석가모니의 불경과 불교(佛敎).

◎ '고타마 싯다르타'라는 이름을 가진 '석가 님'은 왕족 출신이며, 16세 때 결혼을 하였고, 부인은 3명이 있었고, 아들 하나가 있었지만, 해탈과 특히

◑ '생로병사'를 해결하고자 처자와 왕자의 지위를 버리고

◎ 도(道)를 찾아 나섰습니다.(29세 때)

처음엔 선인에게 배웠으나 만족하지 못해 스스로 고행(苦行)을 6년이나 하셨습니다. 아버지께서 돌아오라고 했지만, 아무것도 얻지 못하고 몸만 쇠약해졌습니다.

◎ 깨닫지 못하면 떠나지 않겠다고, 보리수나무 밑에 정좌하고, 수행을, 해서 드디어 35세에 깨달음을 얻고 각지로 돌며 교화하셨으며, 80세에 임종하셨습니다.

♣ 생로병사(生老病死)

◎ 불교계에서나 스님들께서 '부처님'은 이 땅에 왜 오셨을까? 라는 물음에, 우리들 에게, 바른 행복의 길을 가르쳐 주기 위해서다, 라고 말합니다.

◑ 하지만,

◎ 석가 님은, 사람이 나고, 늙고, 병들고, 그리고 왜, 죽는가? 이 생로병사(生老病死)를 어떻게 해결할 수 있을까? 라고 수행의 길로 갔지만, 답을 찾지 못했습니다.

♣ 명도:

◎ 생로병사(生老病死)의 고통이 있게 된 원인이 무엇입니까?

♣ 나 도인:

◙ 생로병사의 원인은, 에덴동산의

◙ 하나는 먹으면 죽고,

◙ 하나는 먹으면 영원히 사는 두 가지,

◙ 나무(생명나무와 선악나무)에 있었습니다(창세기 2장 17절)

✤ 명도:

◙ 생로병사의 해결 방법은 있습니까?

✤ 나 도인:

◙ 생로병사의 해결 방법을 알기 위해서는 생로병사의 원인인

◙ 창세기 2장의 두 가지 나무가 있게 된 이유부터 알아야 합니다.

◙ 이 일은 하나님께서 잘 아시고, 그리고 또 잘 아는 자, 뱀⇒용을 잡으니 옛 뱀인, 사탄, 마귀가 알고 있지만 감추고 있습니다.

✤ 명도:

◙ 무엇으로 생로병사를 없게 할 수 있습니까?

✤ 나 도인:

◙ '모세의 율법'으로도

◙ '송아지와 어린양의 피'로도

◙ 해결할 수가 없었습니다.

하나는 죄를 해결하는 일과

또 하나는 죄를 짓게 하는 선악나무인 마귀(뱀→용(龍)) 없애는 일입니다.

✤ 명도:

◙ 사람의 죄를 무엇으로 없게 할 수 있습니까?

✤ 나 도인:

◆ 죄의 해결을 히브리서 10장에서 본바, 오직 의인의 피로써 만이, 가능했습니다. 그래서 하나님께서 아들의 독생자 예수님을 십자가를 지고 피를 흘리게 하신 것입니다. 세례요한도 예수님을 세상 죄를 지고 가는 하나님의

어린양이라고(요한복음 1장 29절) 했습니다. 그리고 흘리신 '피'로 새 언약을 하셨습니다

(누가복음 22장 14~ 20절)

◆ 이 피의 효력은 예수님의 약속대로 재림 때인 계시록 성취 때, 약속의 민족에게 나타나는 것과 같이(요한계시록 1장 5~6절, 요한계시록 5장 9~10절, 요한계시록 7장 14절)

※ 그리고 '새 언약 이행'입니다.

◆ 하나님은 예수님 외에는 구원할 이름을 그 누구에게도 주시지 않았습니다(사도행전 4장 12절)

◘ 세상의 모든 종교가 구원받는다, 복(福) 받는다, 하지만 그것은 하나님에 대해 사람들의 죄(罪)에 대해 특히, 생로병사(生老病死)에 대해 알지 못하기 때문입니다.

◘ 불교계에서는

◘ 과거불을⇨'제화 갈라'

◘ 현재불을⇨'석가'

◘ 미래불을⇨'미륵불'이라 하고 있으며,

◘ 불교계에서는 장래에

◘ 미륵불이 오실 것이라고 믿고 있습니다.

◘ 그러나 정작 깨달은 석가님은

◘ 何 時 爺 蘇 來 吾 道 無 油 之 燈 也
　 하 시 야 소 래 오 도 무 유 지 등 야

(언젠가 예수가 올 때에 나의 불도는 기름 없는 등불이 된다)라고 말씀하셨답니다.(석가님은 예수님보다 500살 정도 형님임)

◙ 불(佛)⇨亻(사람인)+ 弗 (아닐 불).
부처 불⇨사람이 아니니 부처다⇨부처 불.
◙ '불교(佛敎)는 부처의 가르침'입니다.

✢ 명도:
◙ 불교의 불경은 경서가 너무 많은 것 같은데
◙ 불교를 대표하는 불경은 무엇입니까?
✢ 나 도인:
◙ 수많은 불경 중에 '3대 불경(佛經)'이라 할 수 있는 것이 '천부경(天符經)', '삼일신고(三一神誥)', '참전계경(參佺戒經)' 세 가지입니다.

◙ 천부경(天:하늘 천, 符: 증거 부, 經: 경서 경)은 하나님(의 뜻)을 증거 하는 글입니다. 그것은 바로⇨'성경(聖經)'입니다.

◆◆ 천부경(天符經)은
(하늘 천):(天), (증거 부, 부적 부):(符), (글 경, 경서 경):(經)

◙ 즉, 하나님(의 뜻)을 증거 하는 글(經)입니다.
◙ 천부경은 우주의 근본 이치를 81자로 설명하였으며,
◙ 만법의 근원은 생장하고 성숙하고 멸망한다는 원리를 말하고 있는 글(經)입니다.

◎ 一始無始一　一終無終一

　　일시무시일　일종무종일

(하나는 시작이니 하나의 시작은 없느니라

하나는 끝맺음이니 하나의 끝맺음은 없느니라.)

◎ 이 내용이 요한계시록 1장 8절의 '알파와 오메가'이며, '알파와 오메가는 시작과 끝을 상징'합니다. 아담 범죄 이후 회복의 역사를 '시작'하신 하나님께서 계시록을 이루심으로 모든 것을 '완성'하신다는 것을 나타내는 것입니다. '예언'이 알파이고, 그 이루어진 '실상'이 오메가가 됩니다.

◎ '하나님(의 뜻)을 증거 하는 글이 천부경'

◎ 바로 '성경(聖經)'입니다.

♠ (저자는 매일 저녁 자정부터 새벽 2시까지 가부좌 자세로 천부경을 수십만 번 외웠던 기억이 있습니다.)

◎◎ 삼일신고(三一神誥)는

첫째: 하나님께서 하늘을 얘기하시는 천훈(天訓)

둘째: 하나님이 으뜸이라는 신훈(神訓)

셋째: 하늘이 하나님의 나라다, 라는 천궁훈(天宮訓)

넷째: 세계(世界)가 하나다, 라는 세계훈(世界訓)

다섯째: 본성과 생명과 정기가 참으로 돌아가면 하나님과 하나다, 라는 뜻의 진리훈(眞理訓)

◎◎ 삼일신고(三一神誥)는

하늘(天)과 신(神)과 천궁(天宮)과 세계와 진리에 대해, 설명하고 있는 글입니다. 이 또한 '하늘과 하나님에 대한 글'입니다.

◨◧ 참전계경(參佺戒經)은
'인간이 다스려야 하는 8가지 이치'

정성, 믿음, 사랑, 구제, 재앙, 행복, 갚음, 응함의 8가지를 구체적으로 설명하고 있습니다. 모두 '성경'에 기록되어 있는 내용입니다.

◨◧ 참전계경(參佺戒經)은
환웅 천황께서 인간이 지켜야 할 천도(天道)를 아들 단군에게 전하는 내용입니다.

◆ 우리나라 사람들도 환웅에 대해 잘 모릅니다.

◉ 이 세 가지를 3대 불경 (천부경, 삼일신고, 참전계경)이라고 하고 있지만, 기본적으로 하늘과 하나님을 설명하고 있습니다.

◉ 불경의 뿌리는 하늘! 입니다.
'하늘과 하나님'을 알려면 '성경(聖經)'을 알아야 합니다.

◆ 불경에는 많은 경서(經書)가 있습니다만, 거룩한 글(經), 거룩할 경(經)이라고 할 수 없습니다.

◆ '하나님의 말씀과 기도로 거룩하여 짐이니라.(디모데전서 4장 5절) 하셨습니다.

◆ 많이 접하는 불경 중에 몇 가지를 알아보면!

◪◪ '팔만대장경(八萬大藏經)'은

몽골군이 고려를 침입하자, 민심을 모으고, 부처님의 힘으로 몽골군을 물리치기 위해 만든 경(經)입니다.

◪◪ '지장경(地藏經)'은

지장보살 님이 지옥에서 고통, 받는 중생들을 구원하기 위해 몸소 지옥에 들어가 중생을 구한다는 내용의 글(經)입니다.

◪◪ '법화경(法華經)'은

묘법연화경을 말하며, 단도직입적으로 가르치기보다 교묘한 방편을 써서 가르친다고 설명하고 있습니다. 부처님은 세 사람의 스님, 즉 3승이 일불승으로 (회삼귀일) 즉 생각과 마음이 하나로 되길 원하시지만, 하나 되지 못해서, 부처님께서는 세 사람의 마음도 하나 되지 못하느냐 하셨답니다.

◪◪ 3승은 '성문승', '연각승', '보살승'인데, 성문승과 연각승은 이 세상 온갖 번뇌를 홀로 벗어나는 것을 목표로 하는 '소승 불교'이고,

◪◪ '보살승'은 일체 중생을 제도하는 것을 목표로 하는 '대승불교'를 말하는 것입니다.

◪◪ '반야심경(般若心經)'은

(마하반야바라밀다심경임) 넓고 큰 지혜로운 깨우침에 이른다는 경서이며, 살아서 부처를 이룬다는 내용의 글(經)입니다.

◪◪ '화엄경(華嚴經)'은

보살님들이 부처님을 찬송한다는 것이며, 일체유심조⇒'모든 일은 마음먹

기에 달려 있다'라고 가르치고 있습니다.

◆◆ '천수경(千手經)'은

부처님이 설하신 '천(天)의 손'과 '천(天)의 눈'을 가진 관세음보살의 큰 자비심을 말합니다.

◆◆ '신묘장구대다라니'라고 하기도 합니다. 신통하고 묘한 글이며, '큰 다라니'라는 뜻'입니다.

◆◆ 모든 것을 다 가졌다는 내용의 글(經)인데,

◙ 만물을 지으신 이가, 그에게 다 주셨는지는 알 수 없습니다.

◙ '모든 경(經)은 역사와 교훈'이 담겨있습니다.

◙ 그리고 '예언과 성취'가 있어야 합니다.

◙ '석가 님의 고행'과

◙ '공자님의 지식'도

◙ '구원'은 없었습니다.

◙ 위의 모든 경(經)은 사람이 쓴 인서(人書)이지, 신(神)이 쓴 신서(神書)가 아닙니다.

✤ 명도:

◙ 성경(聖經)은 신서(神書)라 할 수 있습니까?

✤ 나 도인:

◙ 네. 성경(聖經)은 하나님께서 여러 선지자를 통해 기록하신 신(神)의 글, 신서(神書)입니다.

◆ 성경(聖經)은 약속의 글(구약, 신약)이며

◆ 때가 되면 반드시 성취됩니다.

◈ 성경(聖經)은 하나님이 택한 '선 민사'입니다.

◈ 하나님은 유일신이며, '절대자'이십니다.

◈ 성경(聖經)은 하나님의 영(靈)이 여러 시대에 걸쳐,

◈ 여러 선지자들이 기록한 '하나님의 말씀'입니다.

◈ 사람의 말은 상황에 따라 변하지만,

◈ 하나님의 말씀은 변치 않고, 반드시 이루어지는,

◈ 절대 적인, 것입니다.

◈ 신의 뜻을 사람에게 알리는 글이 경서(성경)입니다.

◈ 모세오경은

창세기, 출애굽기, 레위기, 민수기, 신명기 5권입니다.

◘ 모세가 기록한 창세기 즉, 아담 세계의 내용은

◘ '모세가 태어나기 전' 약 '2천 500년 전'의 일입니다.

※ 하나님의 영이 모세의 육을 통해 기록한 것입니다.

◈ 성경(聖經)은 인류사나 세계사가 아닌 '선민의 역사'이고,

◈ 거울과 경계가 되며(고린도전서 10장 11절) 영원히 지키고 가르쳐야 할 규례이며(디모데후서 3장 16~17절) 장래에 이루어질 약속입니다 (요한복음 14장 29절) 그리고

◈ 예언의 말씀대로 이루어진 '실제 사건'입니다.

◘ 하나님은 믿는데, 말씀(성경)은 안 믿는다는 사람은 씨(言)가 없는 사람입니다.

◘ 성경(聖經)을 어찌! 사람이 지은 '인서(人書)'라 할 수 있겠습니까?

◈ 모든 성경(총 66권)은 하나님의 감동으로 된 것으로 교훈과 책망과 바르

게 함과 의로 교육하기에 유익하니 이는 하나님의 사람으로 온전케 하며 모든 선한 일을 행하기에 온전케 하려 함이니라(디모데후서 3장 16~17절) 하셨습니다.

◈ 먼저 알 것은 '경의 모든 예언은 사사로이 풀 것이 아니니'(베드로후서 1장 20절) 그리고

◈ 예언은 언제든지 '사람의 뜻으로 낸 것이 아니요' '오직 성령의 감동하심을 입은 사람들'이 '하나님께 받아 말한 것임'이니라(베드로후서 1장 21절) 하셨습니다.

◈ 성경은 '하나님이 저자'이시고 '하나님의 뜻'인 성령의 감동하심을 입은 사람이 기록한 신서(神書)입니다.

◈ 성경의 기록 목적은'영생이 있음을 알게 하려고'(요한1서 5장 13절), 선지자(예언가) 이사야에게 이상을 보였고(이사야 1장 1~2절), 예레미야에게 임하셨고(예레미야 1장 1~2절), 에스겔에게도 이상을 보여 성경을 기록하게 하셨습니다.

◙ 성경은 66권으로 되어 있으며, 구약이 39권, 신약이 27권입니다.
◈ 구약의 모세오경이 5권(창세기~신명기)
◈ 역사서 12권(여호수아~에스더)
◈ 시가서 5권(욥기서~아가서)
◈ 선지서(예언서) 17권(이사야~말라기)
◈ 신약의 사복음서가 4권(마태복음~요한복음)
◈ 역사서 1권(사도행전)
◈ 서신서 21권(로마서~유다서)
◈ 예언서(계시록) 1권(요한계시록)

◙ 예수 그리스도의 계시인 '요한계시록'을 알아야 '창세기'를 알 수 있습니

다.

◪ 성경은 1독~100독 단순히 많이 읽는다고 해서 내용과 뜻을 알 수 있는 글(經)이 아닙니다.

◪ 구약(舊約)은 예수님이 오시기 전 선지자들이 기록한 '옛 약속의 글(經)'이며,

◪ 신약(新約)은 예수님이 오신 후 제자들을 통해 기록한 '새 약속의 글(經)'입니다.

◪ 구약과 신약의 기준은 예수님입니다.

◪ 구약 때 '약속의 대상'은 유대인(육 적 이스라엘)이었고(출애굽기 19장 5~6절)

◪ 약속의 내용은 초림 예수님 영접이었습니다.(요한복음 5장 39절)

◪ '약속의 결과'는 '약속이 깨어졌습니다'(히브리서 8장 7절)

◪ 신약 때 '약속의 대상'은 (영적 이스라엘)이었고,(누가복음 22장 14~20절)

◪ 약속의 내용은 다시 오실 '예수님 재림'이었습니다.(요한복음 14장 1~3절)

◪ 약속의 결과는 '약속을 지켜야 하는 것'입니다.

◆ 보라 내가 속히 오리니 이 책의, 예언의 말씀을 지키는 자가 복이 있으리라 하더라.(요한계시록 22장 7절) 하셨습니다.

♠ 예수님께서는

◆ 내 아버지의 뜻은 아들을 보고 믿는 자마다 영생을 얻는 이것이니, 마지막 날에 내가 이를 다시 살리리라 하시니라.(요한복음 6장 40절)

◆ 이제는 나 곧 내가 그 인줄, 알라, 나와 함께하는 신이 없도다. 내가 '죽이기도 하며 살리기도 하며' '상하게도 하며 낫게도 하나니' 내 손에서 능히 건질 자 없도다.(신명기 32장 29절) 하셨습니다.

✿ 명도:

◪ 죽이기도 하며 살리기도 하며 내 손에서 능히 건질 자 없도다, 라고요?

✤ 나 도인:

◙ 사람들이 자주 듣는 얘기인데도 너무 쉽게 여깁니다. '인명재천(人命在天)'이라고, '사람이 오래 살고 일찍 죽음이 하늘에 매여 있다는 말'을 말입니다.

◙ 사람이 죽으면 즉 영혼이 육(몸)을 벗어나 분리되어 육은 땅으로 가고, 영혼은 왔던 곳으로 갑니다. 그래서 '돌아가셨다'라고 합니다.

◙ 사람이 죽는다는 것에 대해 사람의 생각으로는 도대체 알 수 없습니다. '죽어가는 사람'을 살리고 싶다고 해서 '사람이 살릴 수 없으며' 사람의 생각으로는 이해할 수 없는 부분(죽음)이 많습니다.

◙ 죽으려고 독약(청산가리 같은 위험한 독약)을 먹고도, 식도가 다 녹아버려도 사는 사람이 있고, 죽었다가 다시 살아나는 사람도 있고, 폐차가 될 정도의 사고로 차가 망가졌는데도, 멀쩡하게 아픈데 없이 기적같이 살아있는 사람도 있고(저자의 경험), 기차에 받혀도 사는 사람이 있고, 소형차에 받쳐 겨우 살아 일어서는데, 대형차에 또다시 받혀 죽는 사람도 있습니다.

◙ 살아있다는 것이 신기할 정도의 삶이 있고, 그만한 일에 죽는 사람의 삶이 있습니다. 무너진 건물 속이나, 비행기나, 침몰하는 배 속에서도 살아나는 사람도 있지만, 그 과정을 보면 그 죽음의 자리에서 전화 한 통 하느라고 밖으로 나와 사는 사람이 있고, 깜빡하고 잊은 물건을 찾으려고 다시 들어가서 죽는 사람이 있고, 여러 가지 사항으로 그 '죽음의 순간'에서 '죽음을 모면'하는 사람이 있는가 하면, 생각지도 않았는데 그와 반대로 그 죽음의 현장 속으로 급하게 찾아 들어가는 사람도 있습니다.

◙ 몇 번이나 죽을 고비를 넘기고 질기고 질긴(?) 목숨을 가진 사람이 있는가 하면, '저 사람은 법 없이도 살 사람이다' 할 정도의 너무 좋은 사람인데도, 파리 목숨보다도 못한, 너무나 허무하게 죽는 사람도 있습니다. 사는 것도 죽는 것도 사람이 하는 것 같지만, '영은 육(사람)을 들어 역사'하십니다.

◙ '사람에게 어떤 영이 들어 역사'하느냐? 입니다.

◙ 좀 더 알아듣기 쉽게 말하자면, 다 알고 있는 말이지만, '인명(人命)은 재천(在天)'이라고 했습니다.

◙ (사람 인)⇒人, (목숨 명)⇒命, (있을 재)⇒在, (하늘 천)⇒天.

◙ 사람의 목숨은 하늘에 (달려, 매여) 있다는 뜻입니다.

◙ '하늘'께서 사람의 목숨(영혼)을 가져가시겠다면,

◙ 사람이 그 영혼을 살리기는 어렵습니다.

◙ '회개'(悔改⇒뉘우칠 회, 改⇒고칠 개) 하라고 충고를 주셨다면⇒(그러니까 죽다가 살아났다면) 다시 사는 삶을 감사하며,

◙ 개과천선 (고칠 개)⇒改, (허물 과, 잘못 과)⇒過, (옮길 천)⇒遷, (착할 선)⇒善 해서⇒지난 잘못을

◙ 뉘우치고 '착한 사람'이 된다는 말처럼 살면 되는데, 회개 없이 지난 삶과 똑같이 산다면,

◙ '하늘께서' 육(몸)을 심하게 망가지게 하거나, 심한 수치심을 남기고 영혼을 데리고 가십니다.

◙ 스스로 죽는 것 같지만(자살), 하늘께서 육을 들어 다른 방법으로 역사하신 것입니다.

◙ 특히, 하늘을 원망(怨⇒원망할 원, 望⇒바랄 망)하지 마십시오.

◙ 더더구나, '하늘에서 택한 사람'(목자⇒라면)

◙ 더더욱 원망, 핍박하지 말아야 합니다.

◙ 하늘께서 반드시 심판 하십니다.

◈ '살아 있을 때 깨달아야 합니다.'

♠ 성경(聖經)에서 하나님과 함께 하셔서 세상을 살고 가신 분들의 년 수를 알아보면,

◆ 하나님은 사람을 창조 하실 때에 하나님의 형상대로 지으시고, 남자와 여자를 창조하셨고, 하나님이 그들에게 복을 주시고, 그들의 이름을 '사람'이라 하셨습니다.(창세기 5장 1~2절)

◆ '아담'은 130살에 '셋'이라는 아들을 낳았고, 셋을 낳은 후 800년을 지내며 자녀를 낳았으며, 아담은 930살에 임종하였습니다.(창세기 5장 3절~)

◆ '셋'은 912세에,

◆ '에노스'는 905세에,

◆ '게난'은 910세에 돌아가셨고,

◆ 마할랄렐은 65세에 야렛을 낳고, 830년을 지내며 895세에 임종했으며,

◆ 야렛은 162살에 에녹을 낳았고, 에녹을 낳은 후 800년을 지내며 자녀를 낳았으며, 962세에 임종하였습니다.(창세기 5장 18~20절)

◆ '에녹'은 65세에 성경 속에서 가장 장수하신

◆ '노아의 할아버지, '므두셀라'를 낳았고, 365세에 임종하였습니다.(창세기 5장 21~23절)

◆ '므두셀라'는 187세에 '라멕'을 낳았고, 969세에 임종하였습니다.(창세기 5장 25~27절)

◆ 노아의 아버지 '라멕'은 182세에 '노아'를 낳고 777세에 임종하였습니다.

◆ '노아'는 500세 된 후에 '셈'과 '함'과 '야벳'을 낳았고(창세기 5장~32절)

◆ 600세에 홍수가 있었고(창세기 7장 6절), 홍수 후에 350년을 지내고, 950살에 임종하였습니다.(창세기 9장 28~29절)

● 죽고 나면 아무 소용이 없습니다.

◙ 죽고 나서 천국 간다는(어리석은, 얼이 썩은) 생각도 하지 말아야 합니다.

◈ 모든 산 자 중에 참예한 자가 소망이 있음은 산 '개'가 죽은 '사자'보다 나음이니라.(전도서 9장 4절) 하셨습니다.

◈ 너는 청년의 때 곧, 곤고한 날이 이르기 전, 나는 아무 낙이 없다고 할 해가 가깝기 전에 너의 창조자를 기억하라.(전도서 12장 1절)라고 하셨습니다.

◈ 일의 결국은 다 들었으니 하나님을 경외하고 그 명령을 지킬지어다. 이것이 사람의 본분이니라. 하나님은 모든 행위와 모든 은밀한 일을 선악 간에 심판하시리라.(전도서 12장 13~14절)라고 하셨습니다.

◈ 이렇게 말씀을 증거 하는 것, 복음을 전하는 것(고린도후서 2장 14절~15절)처럼

◈ 그리스도의 냄새, 그리스도의 향기라 하셨습니다.

◈ 이렇게 말씀(言)으로 냄새를 향기를 전해도

◈ 이 사람에게는, 사망으로 좇아 사망에 이르는 냄새요,

◈ 저 사람에게는, 생명으로 좇아 생명에 이르는 냄새라.

◈ 누가 이것을 감당 하리요.(고린도후서 2장 16절) 하셨습니다.

♠ 부디 '생명'으로 받아 주시길 바랍니다.

◈ 아브라함은 100살에 '이삭'을 낳았고(창세기 21장 5절) 175세에 임종하셨습니다.(창세기 25장 7~8절)

◈ 이삭은 60살에, 에서와 야곱 '쌍둥이'를 낳았으며(창세기 25장 24~26절) 180세에 임종하셨습니다.(창세기 35장 28~29절)

◈ 하나님과 함께하시므로 장수를 하였지만, 하나님께서 사람의 죄악으로 떠나가심으로, 사람과 함께 하지 아니하시고, 그들의 날은 일백이십 년이 되리라(창세기 6장 3절) 하셨습니다.

◙ 그러나 오늘날은 120살도 살기 어렵습니다. 우리의 연수가 70이요, 강

건하면 80이라도, 그 연수의 자랑은 수고와 슬픔뿐이요, 신속히 가니 우리가 날아가나이다.(시편 90장 10절) 하셨습니다.

◘ 중국의 진시황제도 불로초를 구하기 위해 대한민국 제주도 한라산까지 사람을 보냈다고 했습니다. 하지만 뜻을 이루지 못하고 49세에 생을 마감했습니다.

◘ 북한의 김일성 주석은 웃으면 오래 산다고 해서 만담꾼 7명을 항상 옆에 두었다고 합니다. 하지만 82세에 임종 했습니다.

◘ '내 사전엔 불가능이란 없다'라는 그 유명한 나폴레옹도 51살에 죽으면서, '예수 당신은 위대합니다'라는 말을 남기고 생을 마감했다고 합니다.

◆ 영생은 곧 유일하신 참 하나님과 그의 보내신 자 예수 그리스도를 아는 것이니이다.(요한복음 17장 3절)라고 하셨습니다.

◆ 말씀(言)이 하나님이시고 만물이 그로 말미암아 지은 바 되셨고, 그 말씀 안에 생명이 있었고, 생명은 사람들의 빛이라, 빛이 어두움에 비취되, 어두움이 깨닫지 못하더라.(요한복음 1장 1~5절) 하셨습니다.

⚜ 명도:

◘ 만물을 지으신 창조주께서 목숨을 주셨다는 것입니까?

⚜ 나 도인:

◘ 네, 맞습니다. 대부분의 사람들은 목숨을 주신 것도 모르고 '능력까지 주셨다는 것'을 모릅니다.

⚜ 명도:

◘ 능력까지도 하나님께서 주셨다고요?

⚜ 나 도인:

◘ 한마디로 말해 잘 살고 오래 살고 능력 있는 사람은 자기가 잘 나서 잘

사는 줄로 압니다. 대단한 '착각과 교만'입니다.

◈ 내게 능력 주시는 자 안에서 내가 모든 것을 할 수 있느니라.(빌립보서 4장 13절) 하셨습니다.

◑◑ 과연 나는 그 안에 속해 있는가?

✤ 명도:

◉ 잘난 사람은 자기가 열심히 노력해서 성공했다고 생각하고 있는 것 아닙니까?

✤ 나 도인:

◉ 그것이 교만이었구나 하고, 깨닫기까지는 죽음 앞에 가봐야 압니다.

◈ 사람이 죽을 때가 되면 착해진다는 말을 들어 보신 적 있나요?

◈ 죽기 전에 깨달아야 합니다.

◈ 솔로몬은

◈ 너는 청년의 때 곧 곤고한 날이 이르기 전,

◈ 나는 아무 낙이 없다고 할 해가 가깝기 전에

◈ 너의 창조자를 기억하라.(전도서 12장 1절) 하셨습니다.

◈ 사람에게 능력과 은사. 이 모든 일을 같은 한 성령이 행하사 그 뜻대로 각 사람에게 나눠주시나니(고린도전서 12장 11절) 하신 말씀처럼.

　◈ 어떤 이에게는 성령으로 말미암아 지혜의 말씀을

　◈ 어떤 이에게는 같은 성령을 따라 지식의 말씀을

　◈ 다른 이에게는 같은 성령으로 '믿음'을

　◈ 어떤 이에게는 한 성령으로 '병 고치는 은사'를

　◈ 어떤 이에게는 '능력 행함'을

　◈ 어떤 이에게는 '예언함'을

　◈ 어떤 이에게는 '영들 분별함'을

　◈ 다른 이에게는 '각종 방언 말함'을

◈ 어떤 이에게는 '방언을 통역함'을 주시나니(고전 12장 8~10절)

◙ 은사는 여러 가지나 '성령'은 같고

◙ 직임은 여러 가지나 '주'는 같으며

◙ 또 역사는 여러 가지나 모든 것을 모든

◙ 사람 가운데서 역사하시는 '하나님'은 같으니(고린도전서 12장 4~6절)라고 하셨습니다.

◙ 사람의 방언과 천사의 말을 할지라도 '사랑'이 없으면 소리 나는 구리와 울리는 꽹과리가 되고 사랑이 없으면 아무 유익이 없다고 했습니다.(고린도전서 13장 1~3절)

◈ 하나님은 '사랑'이심이라.(요한1서 4장 8절) 하셨습니다.

◈ 내게 능력 주시는 자 안에서 내가 모든 것을 할 수 있느니라.(빌립보서 4장 13절) 하신 말씀을 믿으신다면,

◈ 자기 자신이 잘나서, 뛰어난 능력을 가졌다고, 교만하거나 잘 난 체하면 안 됩니다.

♠ 타조!

✤ 나 도인:

◈ 타조가 빠를까요, 말(馬)이 빠를까요?

✤ 명도:

◈ 당연히 말(馬)이 빠르지요.

✤ 나 도인:

◈ 말(馬)이 빠르다고 하는 사람은 '타조'가 달리는 것을 우습게 여기겠지만,

◈ 타조는 말과 그 위에 탄 자를 우습게 여깁니다.

◈ 말(馬)은 시속 60~70km로 달리지만,

◈ 타조는 시속 90km로 달릴 수 있습니다.

◙ 그리고 암탉은 위험이 닥쳤을 때, 새끼들을 날개 아래에 모으지만, '타조'는 알을 땅에 낳고, 깨어지거나 말거나, 들짐승에게 밟히든 말든, 자기 새끼가 아닌 것처럼 내버려 둡니다.

✤ 명도:

◙ 그런 '멍청한 어미'가 어디 있어요?

✤ 나 도인:

◙ 하나님께서 말(馬)에게는 전쟁에 사용할 수 있도록 두려움을 모르게 하셨고(욥기서 39장 22절)

◙ '타조'에게는 알을 낳고 새끼를 돌보지 않는 지혜를 베풀지 아니하셨고 '총명'을 주지 아니하였습니다. 그러나 위험이 처했을 때, 새끼를 버리고 달리는 속도가 말(馬)과 그 위에 탄 자를 우습게 여긴다고 합니다.

◈ 타조는 즐거이 그 날개를 친다마는 그 깃과 털이 인자를 베푸느냐,

◈ 그것이 알을 땅에 버려두어 모래에서 더워지게 하고, 발에 깨어질 것이나 들짐승에게 밟힐 것을 생각지 아니하고, 그 새끼에게 무정함이 제 새끼가 아닌 것처럼 하며, 그 구로한 것이 헛되게 될지라도 괘념치 아니하나니,

◈ 이는 하나님 내가 '지혜를 품부'하지 아니하고,

◈ '총명'을 주지 아니함이니라. 그러나 그 몸을 떨쳐, 뛰어갈 때에는 말(馬)과 그 탄 자를 경히 여기느니라.(욥기서 39장 13~18절) 하셨습니다.

◙ 짐승들에게도 하나님께서 그런 '지혜와 총명'을 품부하셨습니다.

◈ 어떤 사람에게는 '뛰어난 운동선수'로

◉ 어떤 사람에게는 '훌륭한 그림과 글솜씨'로

◉ 어떤 사람에게는 '아름다운 목소리의 노래'로

◉ 어떤 사람에게는 '탁월한 연기자'로

◙ 보통 사람보다 아주 월등한 능력이 있는 사람을 그 분야의 '신(神)의 경지'에 도달한 사람으로 비유를 합니다.

◉ 창조주 하나님께서 능력을 주셨지만 '교만'하거나 그만한 '그릇'이 못되면 오래 가지 못하고 깨어지고 맙니다.

◙ 하나님과 함께한 '솔로몬'은 하나님께 '선악을 분별할 수 있는 지혜'를 달라고 구했습니다.

◙ 하나님은 그 말씀이 마음에 맞은 지라.

◉ 솔로몬에게 자기를 위하여 '수(壽)도'구하지 아니 하며, '부(富)도' 구하지 아니하며, '자기의 원수의 생명 멸(滅)하기'도 구하지 아니하고, 오직 송사를 듣고 분별하는 지혜를 구하였은 즉 '지혜롭고 총명한 마음'을 주셨습니다.

◉ 그리고 구하지 아니한 '부(富)와 영광'도 주셨습니다.

◉ 네 평생에 열 왕 중에 너와 같은 자가 없을 것이라 하셨습니다.

◉ 열 왕 중에 솔로몬 같은 자가 없다고 하셨으니,

◉ 이 시대에도 제아무리 '권력 있는 사람도'

◉ 세계적인 갑부라 해도 솔로몬보다 큰 자! 라고 할 수 없을 것입니다.

◙ 하나님께서 능력 주심에 '솔로몬은 지혜의 왕'이라 불려졌고, 수많은 신하와 '부귀와 영화'와 솔로몬 왕이 마시는 '그릇은 다 금'이요. 은을 귀하게 여기지 않았고(열왕기상 10장 21절)

◉ 솔로몬 왕의 재산과 지혜가 천하 열 왕보다 큰지라(열왕기상 10장 23절)라고 하셨습니다.

◙ 솔로몬 왕의 후비가 700인이 있었고, 빈 장(궁녀)이 300인이 있었는데

(도합 1천 명?), 아담의 하와처럼 왕비들이 솔로몬 왕을 자신들의 신(神)을 모시도록 하고, 솔로몬 왕이 배신을 하게 되므로 하나님께서 떠나가시게 되었습니다.(열왕기상 11장 3절)

　◘ 솔로몬 왕의 배반⇨(다른 신(神)을 섬기지 말라 했는데, 다른 신(神)을 섬겨 하나님의 명령을 어김)(열왕기상 11장)

　◘ 솔로몬은 하나님과 함께했을 때 무엇 하나 부족한 것이 없었고

　◕ 솔로몬의 아버지 다윗도 여호와는 나의 목자시니 내가 부족함이 없으리로다.(시편 23편 1절) 하셨습니다.

　◘ 어디까지나 하나님과 함께했을 때 그런 것이었습니다. 그러나!

　◕ 솔로몬은 여호와의 눈앞에서 악(惡)을 행하여 〈모압의 가증한 그모스(모압 민족의 여신) 예루살렘 앞산에 산당을 지어 이방 신(神)에게 분향하여 제사하였음(열왕기상 11장 6~8절)〉

　◘ '하나님을 배반'하였으므로 하나님이 떠나가시면서, 하나님 나라를 솔로몬에게서 빼앗아 솔로몬의 신복에게 주리라 하셨습니다.(열왕기상 11장 9~11절)

♠ 하나님과 함께한 다윗!

　◘ 다윗 하면, 시편 1편 1절~
　◘ 복(福) 있는 사람은 악인의 피를 좇지 아니하며,
　◘ 죄인의 길에 서지 아니하며, 오만한 자의 자리에
　◘ 앉지 아니하고. 2~6절
　◘ 시편(150편)이 생각나시겠지만, 뭐니 뭐니 해도
　◘ 다윗 하면, '다윗과 골리앗'이라고 할 수 있겠습니다.

◙ '다윗'은 이새의 여덟째인 막내아들

◙ '양치는 소년'이고,

◙ '골리앗'은 '블레셋 군대의 용사'라

◙ 무엇으로 봐도 상대 가 안 되는 두 사람입니다.

◙ 우리말로 쉽게 알아들을 수 있도록 예를 들면,

● 다윗은 '초등학생'이고, 골리앗은 '특공대 군인'이라 할 수 있겠습니다.

● 골리앗의 키는 '여섯 규빗 한 뼘'인데(사무엘상 17장 4절)

(1규빗은 45.6cm×6=273. 한 뼘=엄지손가락 끝에서부터 새끼손가락 끝까지의 거리, 저자의
한 뼘=24cm.⇒273.6cm+24=297.6cm).

◙ 골리앗의 키가 1m 90cm도 아니고, 2m 90cm가 넘는 큰 키에 투구와
갑옷, 방패막이와 창을 들었고,

◙ 다윗은 막대기와 매끄러운 돌 다섯 개. 누가 봐도 상대가 될 수 없는
상황입니다.

◙ 하지만 다윗은 돌 한 개로,

◙ 골리앗의 이마를 쳐서 죽이고, 골리앗을 밟고

◙ 골리앗의 칼을 빼어, 골리앗의 머리를 베어,

◙ 사울왕 앞으로 가져가게 됩니다.

◙ 이 싸움은 '다윗과 골리앗'이지만

◙ 이스라엘군과 블레셋 군의 싸움이며,

◙ 이스라엘 神인 하나님과 블레셋 神인 다곤과의 전쟁이었습니다.

◙ '다윗'이 '골리앗'에게,

◆ 너는 칼과 창과 단창으로 내게 오지만,

◆ 나는 만군의, 여호와의 이름 곧

◆ '하나님의 이름'으로 네게 가노라!(사무엘상 17장 45절) 하셨습니다.

◆ 또 구원하심이 '칼과 창'에 있지 아니함을 이 무리로 알게 하리라. 전쟁

은 여호와께 속한 것인, 즉 그가 너희를 우리 손에 붙이시리라.(사무엘상 17장 47절) 하셨습니다.

◎ '다윗'에게 '하나님이 함께 하심'으로 돌 하나로 골리앗의 이마에 박히게 하여 승리할 수 있었습니다.

◎ 솔로몬의 아버지 '다윗'도 '하나님과 함께하심'으로 모든 것을 얻을 수 있었고,

◎ 솔로몬도 '하나님과 함께했을 때'

◎ 역사상 가장 '지혜로운 사람'으로 인정되는 솔로몬의 작품

◎ '잠언서'를 기록 할 수 있었습니다.

◎ '참 지혜란 하나님을 경외하는 삶'이라는

◎ '진리(眞理)'를 나타내고 있습니다.

◆ 잠언서 9장 10절~

여호와를 경외하는 것이 '지혜의 근본'이요, '거룩하신 자를 아는 것이 명철'이니라.

◆ 잠언서 10장 1절~

◆ 솔로몬의 잠언이라.

◆ '지혜로운 아들은 아비로 기쁘게' 하거니와

◆ '미련한 아들은 어미의 근심'이라.

◆ 잠언서 24장 16절~

대저 의인은 '일곱 번 넘어질지라'도 다시 일어나려니와 '악인을 재앙으로 인하여 엎드러지느니라'

◎ 잠언서는 한 구절 한 구절마다 지혜로운 말씀이며,

◎ 율법서나 선지 서에 비해 부족함이 없는

◎ '하나님의 말씀임을 증거' 하고 있습니다.

◙ 저자가 하루에 몇 시간씩 '천부경(天符經)'을 외우고 있을 당시.

◆ '사람이 마음으로 자기의 길을 계획할지라도 그 걸음을 인도하는 자는 여호와시니라'(잠언서 16장 9절)

◐◑ 이 한 구절 때문에 성경(聖經)을 공부(工夫)하게 되었습니다.(천사님의 인도하심에)

◆ 그리고 내게 능력 주시는 자 안에서 내가 모든 것을 할 수 있느니라 (빌립보서 4장 13절) 라고 하신 말씀도.

◙ 솔로몬은 '하나님을 경외하는 삶'이

◙ 지혜로운 삶을 살기 위한, 방법이라고

◙ 지혜로운 '잠언서'를 기록했지만

◙ '하나님을 배반'하고, 하나님이 떠나가심으로

◙ 자신의 과거를 돌아보고, 후회의 심경으로

◙ 임종 직전에 솔로몬이 적은 글이, 바로

◙ '전도서'입니다.

◙ 하나님과 함께했을 때, 열 왕(王)도 부럽지 않던,

◙ 천하의 '대 솔로몬'이 하나님을 배반하고,

◙ 하나님이 떠나가심으로, 후회하는 마음으로 기록한

◙ 전도서의 첫 마디가

◆ 전도자(솔로몬)가 가로되

◆ '헛되고 헛되며' '헛되고 헛되니' '모든 것이 헛되도다'(전도서 1장 2절)

◆ 하나님이 떠나가시고 솔로몬의 첫 마디가

◆ 모든 것이 '헛되도다'라고 했습니다.

◙ 하나님과 함께하지 않으면

◙ 모든 것이 헛되니, '하나님을 경외'하라고 했습니다.

◪ '재물(財物)과 부요(富饒)와 존귀(尊貴)'도

◪ '헛되다' 했습니다.

◙ 우리가 일상생활에서 사용하는

◙ '빈손으로 왔다가 빈손으로 간다는' 즉

♠'공수래공수거(空手來 空手去)'

◙ 이 말도 솔로몬이 '전도서'에 기록했습니다.

◪ 전도서 5장 15절~

저가 모태에서 벌거벗고 나왔은즉 그 나온 대로 돌아가고 수고하여 얻은 것을 아무것도 손에 가지고 가지 못하리니, 하셨습니다.

♠ 알렉산더!

◙ 세계를 정복한 헬라 제국의 알렉산더 대왕도

◙ 빈손으로 왔다가 빈손으로 돌아간다는 것을

◙ 보여주기 위해 장례식 때

◙ 자기 손을 관 밖으로 내놓아 모든 사람들이

◙ 볼 수 있도록 하라고 '유언'을 했다고 합니다.

◪ 심중에라도 왕을 저주하지 말며,(왕: 목자, 지도자)

◪ 침방에서라도 부자를 저주하지 말라.(부자: 많이 아는 사람)

◪ 공중의 새가 그 소리를 전하고, 날짐승이 그 일을 전파할 것임이 라.(전도서 10장 20절) 하셨습니다.

◙ 우리는 이 말을 낮이나 밤이나

◙ 말조심하라는 뜻으로,

◙ 낮말은 새가 듣고, 밤 말은 쥐가 듣는다는 속담으로

◙ 말조심이 필요할 때 사용합니다.

◙ 솔로몬은 전도서의 말미에도

◆ 일의 결국을 다 들었으니 하나님을

◆ '경외'하고 그 명령을 지킬지어다.(경외: 두렵고 떨리는 마음으로 공경하는 것)

◆ 이것이 '사람의 본분'이니라.

◆ 하나님은 모든 행위와 모든 은밀한 일을

◆ 선악 간에 심판 하시리라.(전도서 12장 13절~14절)라고 하셨습니다.

♠ '요한계시록에는 세 가지 비밀'이 있습니다.

'배도의 비밀'과 '멸망의 비밀'과 '구원의 비밀'이 있는데, '배도자'가 누군지? '멸망자'가 누군지?

◆ 그리고 '구원자'가 누군지 알아야 합니다.

◆ '이 세 존재' 배도자, 멸망자, 구원자를 한 장소에 인도하신 것도 '예수님'이라는 것을 알아야 합니다.

◆ '요한계시록은 이룰 예언'입니다.

◆ 성취 때는 기록된 예언대로 이루십니다.

※ 성경(聖經)을 아셔야 하며, 아시려고 하면

※ 0505—700—0675⇒(영육 치료)

✿ 명도:

◙ 성경(聖經)이 세계적 '베스트셀러'라고 해서 마음먹고 성경책을 보려는데, 창세기 1장부터 어렵고 이해가 되지 않아 그냥 덮어 버리고 맙니다.

✿ 나 도인:

◙ 성경(聖經)은 땅의 것도 아니며, 사람의 생각도 아닙니다. 하나님의 뜻

을 기록한 거룩한 신서(神書)입니다.

◎ 이 신서(神書) 성경(聖經)은 하나님께서 가르쳐 주셔야만 그 뜻을 알 수 있습니다. 예수님 제자들도 왜 '비유'로 말씀하시냐고 물었습니다.

◆ 예수님께서 '천국 비밀'이기 때문에, '너희에게는 허락'되었으나, 저희에게는 아니 되었다고 하셨습니다.(마태복음 13장 10절~11절) 문자적으로 보면 이해를 못합니다. '비유'를 알아야 합니다.

◆ 창세기 1장 1절~ 태초에 하나님이 천지를 창조 하시니라.

◆ 2절~ 땅이 혼돈하고 공허하며 흑암이 깊음 위에 있고 하나님의 신은 수면에 운행 하시니라.

◆ 3절~ 하나님이 가라사대 빛이 있으라 하시매 빛이 있었고

◆ 4절~ 그 빛이 하나님의 보시기에 좋았더라 하나님이 빛과 어두움을 나누사

◆ 5절~ 빛을 낮이라 칭하시고 어두움을 밤이라 칭하시니라. 저녁이 되며 아침이 되니 이는 첫째 날이니라.

◎ 창세기는

◆ '모세'가 태어나기 전 2500년 전의

◆ '아담의 세계'를 하나님께 말씀을 받아,

◆ '모세'가 기록한 것이며,

◎ 창세기 1장은

◆ '영적 창조를 자연계의 창조에 빗대어,

◆ 비유로 기록한 영적 재창조'입니다.

◆ 문자 그대로 보면 이해할 수 없습니다.

◆ '비유'로 기록한 이유는

◈ 천국 비밀을 악한 자들에게는 감추기 위해서입니다.(마태복음 13장 10절 ~11절)

◘ 창세기 1장에는 없어지는 '천지'와 새로 창조되는

◈ 두 개의 '천지'가 나옵니다.

◈ 창세기 1장은 '재창조'에 대한

◈ '설계도'라고 말할 수 있습니다.

◈ 1절에

◈ '천지창조'는 천지가 있는 상태에서

◈ '다시 천지를 창조'하시는 것이고.

◈ 2절의

◈ '땅'은⇨'흙으로 된 사람(성도)'(창세기 2장 7절)이며,

◈ 땅이 혼돈하는 것은⇨'두 가지 이상의 교리가 섞여 혼란스러운 것'이며,

◈ 흑암이 깊음, 위에 있다는 것은⇨'하늘이 흑암 하는 것'이고,

◈ 여기서의 하늘은⇨'선민 장막'을 가리킵니다.

◈ 창세기 37장 9~11절에 보면, 해, 달, 별은 야곱의 가족 곧 하나님의 가족 선민이며, 해, 달, 별의 하늘은 '선민 장막'이 됩니다.

◈ 하나님께서 수면을⇨(바다, 세상) 운행하신 이유는,

◈ '빛'을 찾기 위해서입니다.

◈ '빛'을 문자적으로 보시면 맞지 않습니다.

※ '빛'은 하나님의 진리의 말씀을 가진 '목자'를 뜻합니다.

※ 예수님께서도 나는 세상의 '빛'이니 나를 따르는 자는 어두움에 다니지 아니하고 '생명의 빛'을 얻으리라.(요한복음 8장 12절) 하셨습니다.

◈ 어두움은⇨'무지한 심령'을 말합니다.(데살로니가전서 5장 4~5절)

◈ 둘째 날의 '궁 창'은⇨'새 장막'이며, 첫째 날 '빛으로 택한 목자'가 '인도' 하십니다.

◼ 셋째 날의 '물'은⇒'선민, 새 성도'를 말하는 것이며,

◼ 넷째 날에 만든 '해, 달, 별'은⇒'하나님의 선민'을 가리키며,

◼ '하늘 보좌 조직 구성'을 뜻합니다.

◼ 다섯째 날의 '물'은⇒'하나님의 말씀'(아모스 8장 11절)이며,

◼ '물고기'는⇒'성도'이며(마태복음 13장 47~50절)

◼ '새'는⇒'하나님께 속한 영들'입니다.(마태복음 3장 16절)

◼ 여섯째 날에 지으신 '사람'에게 '생육'하고 '번성'하여 '충만'하고 '정복'하여 '다스리라' 하셨습니다.

◎ 여섯째 날에 사람에게 명하신 이 말씀이

◎ 이루어진 것은 아브라함에게 '네 자손이 이 방에서 객'이 되어,

◎ '400년 동안 괴롭힘'을 당하다가,

◎ 큰 재물을 이끌고 나오리라 약속하셨고(창세기 15장 13~14절)

◎ 아브라함의 후손이 애굽에서 생육, 번성, 충만하여 큰 민족을 이루게 하시고, 가나인 땅에 들어가서 정복하고 다스리게 하셨습니다.

◎ 창세기 1장의 창조는

◎ 자연계에 빗대어 비유한 영적 '재창조'입니다.

◎ 창세기 1장의(첫째 날~여섯째 날)⇒6일간의 노정은

♠ 6천 년만에 요한계시록 21장에서 '완성'되어 집니다.

◼ 다 이루었도다. 나는 알파와 오메가요 처음과 나중이라 이기는 자는 이 것들을 유업으로 얻으리라. 나는 저의 하나님이 되고 그는 내 아들이 되리라.(요한계시록 21장 6~7절) 하셨습니다.

◎ 요한계시록 즉 '예수 그리스도의 계시'를 모르면

◎ '창세기'를 이해할 수 없습니다. 그래서

◎ 창세기 1장을 다 읽기 전에 덮어 버립니다.

◈ 성경(聖經)은 폐하지 못하나니,

◈ 하나님의 말씀은 받은 사람들을 신(神)이라 하셨거든(요한복음 10장 35절) 하셨습니다. 그리고

◑◑ '성경(聖經)'은 '과학'을 앞섭니다.

✤ 명도:

◈ 과학을 앞선다구요? 이해가 안 됩니다.

✤ 나 도인:

◈ '하루살이'는 '내일'이라는 단어가 이해가 안 되고, 한철 '메뚜기'는 '내년'이라는 단어가 이해가 안 됩니다.

♣ 노아는 500살에 아들을 세 명이나 낳았고(창세기 5장 32절), 600살에 홍수가 있었고(창세기 7장 6절), 950살에 돌아가셨는데(창세기 9장 28~29절), 100살도 못 살아본 우리가 이해할 수 있습니까?

⊡ '진화론'을 믿는 사람은 '창조론'이 믿어지지 않는 것입니다. 오늘날까지 계속 '진화하는 원숭이'는 없으며 원숭이 몇 마리가 '사람'으로 진화했다는 사실도 없습니다. 진화론자들의 진화론이 맞다면, 원숭이 피를 사람에게 수혈을 해도 사람이 죽지 않아야 합니다. 사람이 원숭이 피를 수혈하면 사망합니다.

⊡ 원숭이가 사람의 조상이라는 진화론자들도

⊡ 원숭이에게 '제사(?)'를 지내지는 않을 것입니다.

⊡ 사람이 탄 자동차가 100km 이상을 달릴 때 빠르다는 속도감을 느낍니다.

⊡ 사람이 타고 있는(?) 지구는 자동차 속도보다, 약 1,080배나 빠른 시속 약 10만 8천km의 속도로 공전을 하며, 시속 약 1,670km를 팽이가 돌 듯 자전하고 1초에 약 30km씩 나아가고 있답니다.

◙ 지구가 돈다는 이러한 사실을 갈릴레오 선생께서 말하였으나 사람들은 믿어주지 않았습니다. '미쳤다'라고 했습니다.

◙ 그런 갈릴레오 선생에게 한 번만 더 지구가 돈다고 말하면,

◙ '너, 둥는다(?)'라고 했을 때, 갈릴레오 선생께서는 조용히 혼자서

◙ '그래도 지구는 돈다.'라고 말한 일화는 잘 아는 사실입니다.

◙ 지구 공전에 대해 갈릴레오 선생이 사망하던 1642년 12월 25일에 태어난 과학자 아이작 뉴턴의 '만유인력'에 의해 20세기 초에 와서야 세상에 널리 알려져서 지구가 돈다는 것을 알게 되었다고 합니다.

◙ 과학자에 의해 20세기에 와서야 지구 공전을 발견하고 믿었지만, 과학자들의 발견보다 앞선 성경(聖經)에 기록되어 있습니다.

◙ 창세기 시대의 지금으로부터 약 3500년 전의 인물인 욥이 욥기 서에 지구 공전에 대해 기록하였고, 다윗이 '영장'으로 노래한 시편에도 기록되어 있습니다.

◈ 그는 북편 하늘을 허공에 펴시며 땅을 공간에 다시며(욥기서 26장 7절)

◈ '해는 그 방에서 나오는 신랑과 같고, 그 길을 달리기 기뻐하는 장사 같아서 하늘 이 끝에서 나와서 하늘 저 끝까지 운행함이여 그 온기에서 피하여 숨은 자 없도다.(시편 19편 5~6절) 하셨습니다.

◙ 그리고 비가 와서 물이 바다로 흘러 증발한다는 '물의 순환'에 대해서도 16세기경 발견하고 믿었지만, 이 또한 욥이 '욥기서'에 기록해놓았습니다.

◈ 그가 물을 가늘게 이끌어 올리신즉 그것이 안개 되어 비를 이루고, 그것이 공중에서 내려 사람 위에 쏟아지느니라. 구름의 폐임과 그의 장막의 울리는 소리를 누가 능히 깨달으랴.(욥기 36장 27~29절) 하셨습니다.

◈ 성경(聖經)의 위대함은 곳곳에서 알 수 있습니다.

◈ 성경의 저자는 '하나님'이시며, 하나님의 영을 받아 즉 '신내림'을 받아 ('영'이 '육'을 들어) 35~40명이 기록하였습니다.

◈ 2500년 전의 아담의 세계를 모세가 기록했습니다.⇨(모세 5경)

◈ 그리고 '기록자도 다르고 시대도 다릅니다'

◈ 그러나 내용은 일맥상통(一脈相通)합니다.(한 일, 줄기 맥, 서로 상, 통할 통)

◈ 성경(聖經)의 '저자가 하나님'이시기 때문입니다.

◈ 가장 최근에 기록한 2000년 전의 요한계시록도

◈ 2600년 전의 예레미야 선지자가 기록한 것도

◈ 3000년 전에 다윗이 시편에 기록한 것도

◈ 모세가 태어나기 전 2500년 전의 아담 세계를 기록한

◈ 창세기의 내용과도

◈ '일맥상통(一脈相通)'한다는 것입니다.

◈ 내가 땅을 본 즉 '혼돈하고 공허'하며, 하늘들을 우러른즉 거기 '빛'이 없으며(예레미야 4장 23절)

◈ 창세기 1장 2절, 땅이 '혼돈하고 공허'하며, 흑암이 깊음, 위에 있고, 하나님의 신은 수면에 운행 하시니라.

◈ 하나님의 미련한 것이 사람보다 지혜 있고, 하나님의 약한 것이 사람보다 강하니라.(고린도전서 1장 25절) 하셨습니다.

◈ 학문(學文)을 보면 초, 중, 고에서 배우는 일반상식(一般常識)이 있고, 더 높은 학문(學文)이라고 할 수 있는(전문지식(專門知識)의 '의학(醫學)'과 '과학(科學)'이 있습니다.⇨그러나

※ 생명(生命) 즉 '풀 한 포기', '피 한 방울' 만들어 내지 못합니다.

◈ 그 위에 '인간의 정신세계'를 다루는, 즉 우주의 근본 원리를 추구하는

'철학(哲學)'이 있습니다.

◈ 아인슈타인 선생님도 '종교(宗敎)' 없는 과학은 절름발이다' 라고 하셨습니다.

◈ '신(神)'이 없다고 하는 '철학자'도 '과학자'도 죽을 때 '신(神)'에게 '기도(祈禱)'를 한답니다.

◈ 신(神)의 정신(精神)인 '신학(神學)'이 최고의! '학문(學文)'이라고 할 수 있습니다.

◈ '아무리 재미있는 소설도, 잘 쓴 글'이라도,

◈ 그 글 속엔 '생명'이 없습니다. 왜냐하면,

◈ 글을 쓰신 분이 '이 글에는 생명'이 있습니다, 라고 쓸 수가 없기 때문입니다.

♠ 성경(聖經)은 예수님께서 요한을 통해 '말씀이 곧 하나님'이시고, 그 안에 '생명'이 있다고 하셨습니다.

◈ 1절~ '태초에 말씀(도: 道) 이 계시니라. 이 말씀이 하나님과 함께 계셨으니', 이 말씀은 곧 '하나님이시니라'

◈ 2절~ 그가 태초에 하나님과 함께 계셨고,

◈ 3절~ 만물이 그로 말미암아 지은 바 되었으니, 지은 것이 하나도 그가 없이는 된 것이 없느니라.

◈ 4절~ 그 안에 '생명'이 있었으니, '이 생명은 사람들의 빛'이라

◈ 5절~ 빛이 어두움에 비취되, 어두움이 깨닫지 못하더라.(요한복음 1장 1절~5절) 하셨습니다.

◘ 아무리 재미있는 소설도, 잘 쓴 글이라도,

◘ 거룩한 글(經), 거룩할 경(經), '경서(經書)'라고 하기 어렵습니다.

♣ 톨스토이 선생님께서도 위대한

♣ 글(작품)을 많이 남겼지만, 스스로 자기 작품을

♣ '쓰레기'라고 하셨답니다. 이 말은 신서(神書)인

♣ 성경(聖經)을 알고 나면 이해가 될 것입니다.

♣ 톨스토이 그분의 겸손까지도 말입니다.

◼ 먼저 알 것은 경(經)의 모든 예언(豫言)은

◼ 사사로이 풀 것이 아니니,

◼ 예언은 언제든지 사람의 뜻으로 낸 것이 아니요

◼ 오직 '성령의 감동하심을 입은 사람들'이

◼ '하나님께 받아 말한 것'임이니라(베드로후서 1장 20절~21절) 하셨습니다.

◯◯ '모든 성경(聖經 66권)'은 하나님의

◼ 감동(感動)으로 된 것으로

◼ 교훈(敎訓)과 책망(責望)과 바르게 함(正)과

◼ 의(義), (혹 징계)로 교육(敎育)하기에

◼ 유익(有益)하니 이는 하나님의 사람으로

◼ 온전케 하며 모든 선(善)한 일을

◼ 행하기에 온전케 하려 함이니라.(디모데후서 3장 16~17절)라고 하셨습니다.

※ 사람에게는 하나님의 형상대로 지음 받은

※ 영(靈)이 있어서

※ '영이신 하나님'을 찾게 되어 있습니다.

※ 하나님이 모든 것을 지으시되 때를 따라

※ 아름답게 하셨고, 또 사람에게

※ ‘영원을 사모하는 마음’을 주셨느니라. 그러나

※ 하나님의 하시는 일의 시종(始終)을 사람으로

※ 측량할 수 없게 하셨도다.(전도서 3장 11절) 하셨습니다.

　※ 하나님께 속한 자는 하나님의 말씀을 듣나니 너희가 듣지 아니함은 하나님께 속하지 아니하였음이로다.(요한복음 8장 47절) 라고 하셨습니다.

　◈ ‘지혜 있는 자는 궁 창(=하늘)의 빛과 같이 빛날 것이요. 많은 사람을 옳은 데로 돌아오게 하는 자는 별과 같이 영원토록 비취리라.(다니엘 12장 3절) 하셨습니다.

※ 많은 사람을 옳은 데로 돌아오게, 하기 위해

※ 이 글을 씁니다. 그러나

※ ‘영(靈)’이 다르면, 즉 영(靈)이 용(龍)에게 사로잡혀있는 사람이라면

● 죽일 듯 ‘비방과 핍박’을 할 수도 있습니다.

● 영(靈)이 다르기, 때문에, 어쩔 수 없습니다만,

※ ‘생명’이신

※ ‘진리의 말씀’은 영원히 폐하지 않습니다.

♠ 추신

※ 이 책에 기록된 성경 구절, 말씀의 내용이 자신이 가지고 있는 성경책과 내용이 조금씩 다른 성경책을 가진 분은 '사람의 생각으로 기록한' '주석 성경책'일 수도 있습니다.

♠ '개역 한글 성경전서'를 권장(勸獎)합니다.

♠ 이 한 권의 책으로 건강과 소망을 챙길 수 있도록!

♠ 간절히 간절히 바랍니다.

♠ 감사합니다.